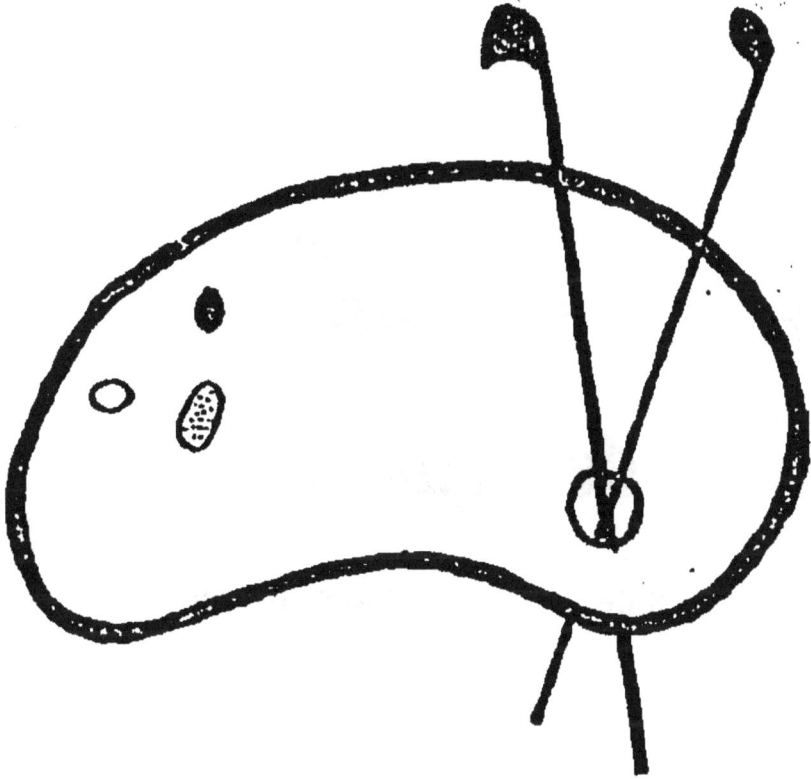

DEBUT D'UNE SERIE DE DOCUMENTS
EN COULEUR

Docteur Henri BUFFON

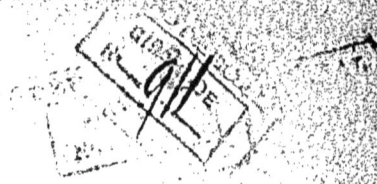

De la réaction
de Wassermann

dans les sinusites maxillaires chroniques

BORDEAUX
IMPRIMERIE DE L'UNIVERSITÉ
Y. CADORET
17, Rue Poquelin-Molière, 17

1913

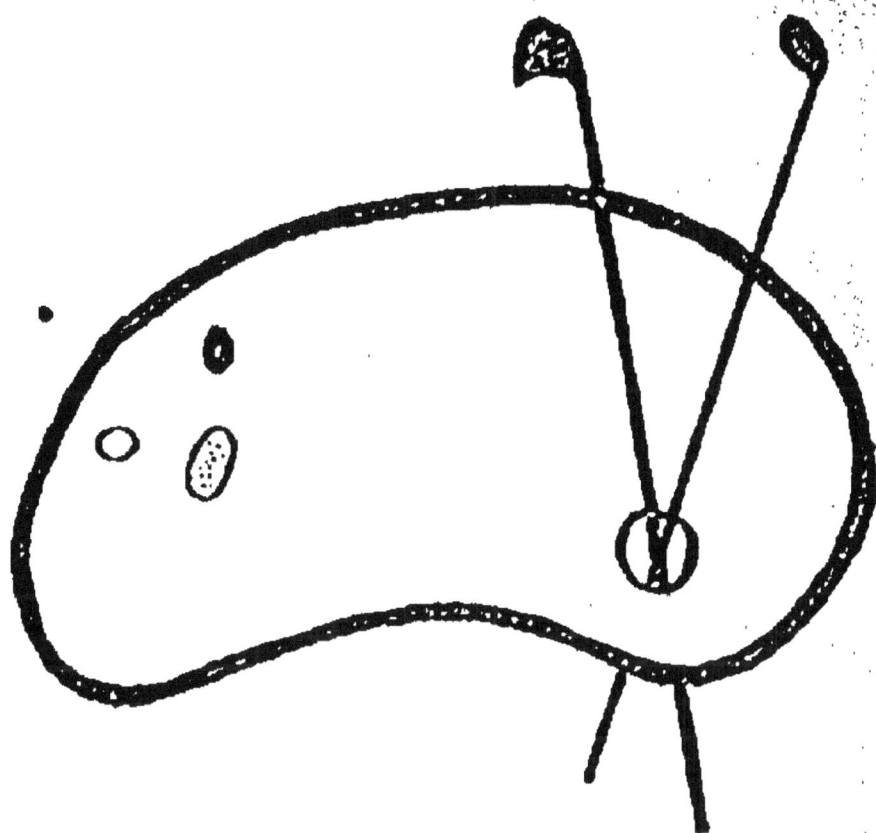

FIN D'UNE SÉRIE DE DOCUMENTS
EN COULEUR

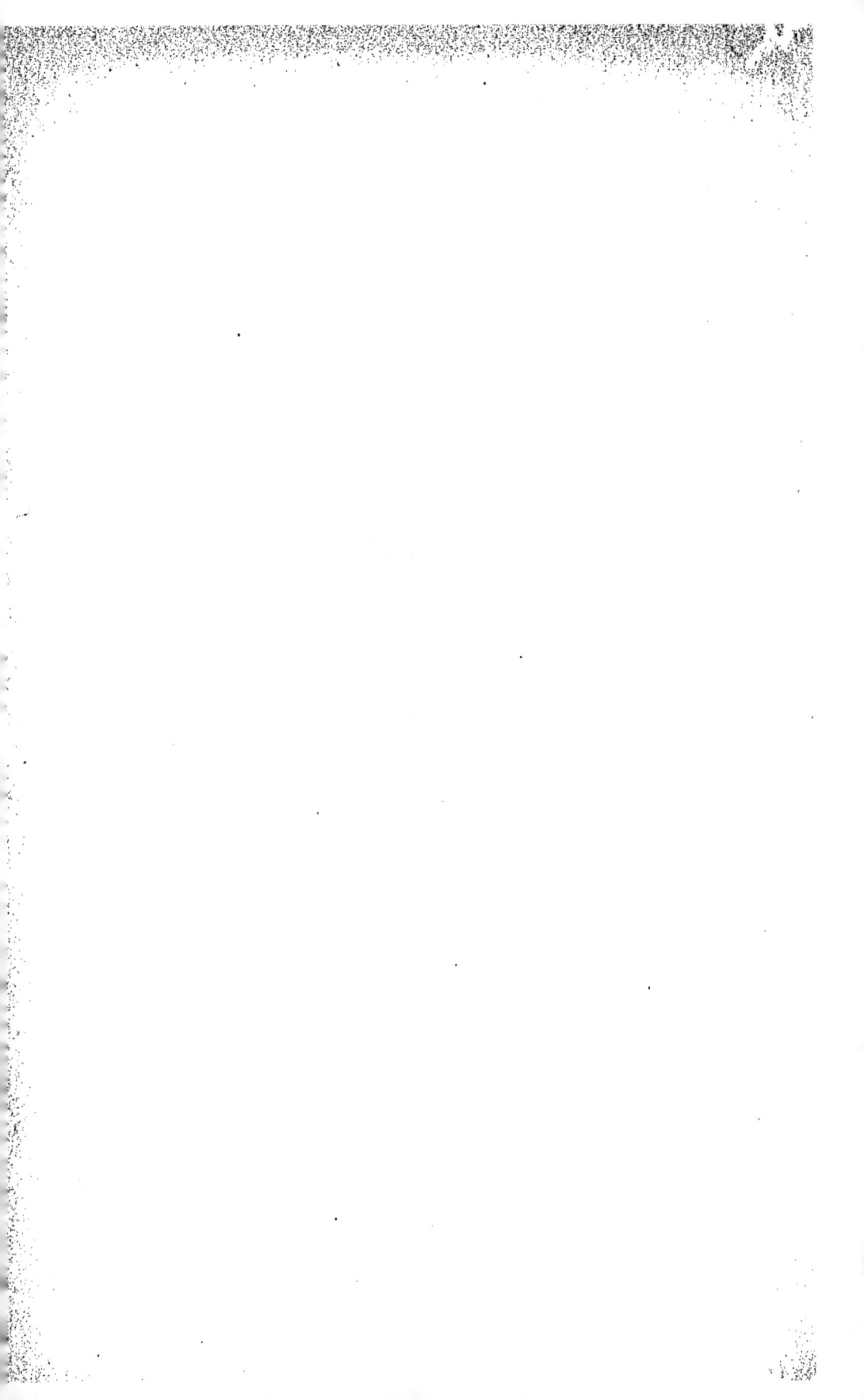

Docteur Henri BUFFON

De la réaction

de Wassermann

dans les sinusites maxillaires chroniques

BORDEAUX

IMPRIMERIE DE L'UNIVERSITÉ

Y. CADORET

17, Rue Poquelin-Molière, 17

1913

À LA MÉMOIRE DE MON PÈRE ET DE MA MÈRE

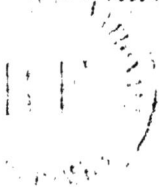

A LA MÉMOIRE DE MA GRAND'MÈRE

A MES FRÈRES ET A MES SŒURS

Que je confonds et unis dans la même et sincère affection.

A MA TANTE

A MON ONCLE le Docteur MENGEAUD

A MES BEAUX-FRÈRES — A MES BELLES-SŒURS

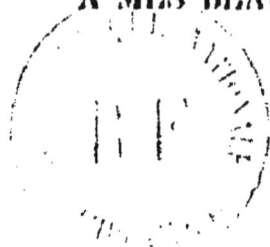

A TOUTE MA FAMILLE

A MES AMIS

A Monsieur le Docteur JAN

Médecin général de 2ª classe de la Marine,
Directeur de l'École principale du Service de Santé de la Marine et des Colonies,
Officier de la Légion d'honneur,
Officier de l'Instruction publique.

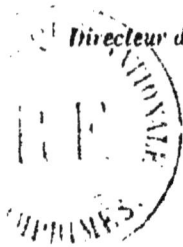

A Monsieur le Docteur LIÉBAULT

Chef de clinique oto-rhino laryngologique à la Faculté de Médecine de Bordeaux.

A Monsieur le Docteur PETGES

Professeur agrégé à la Faculté de Médecine,
Médecin des hôpitaux de Bordeaux.

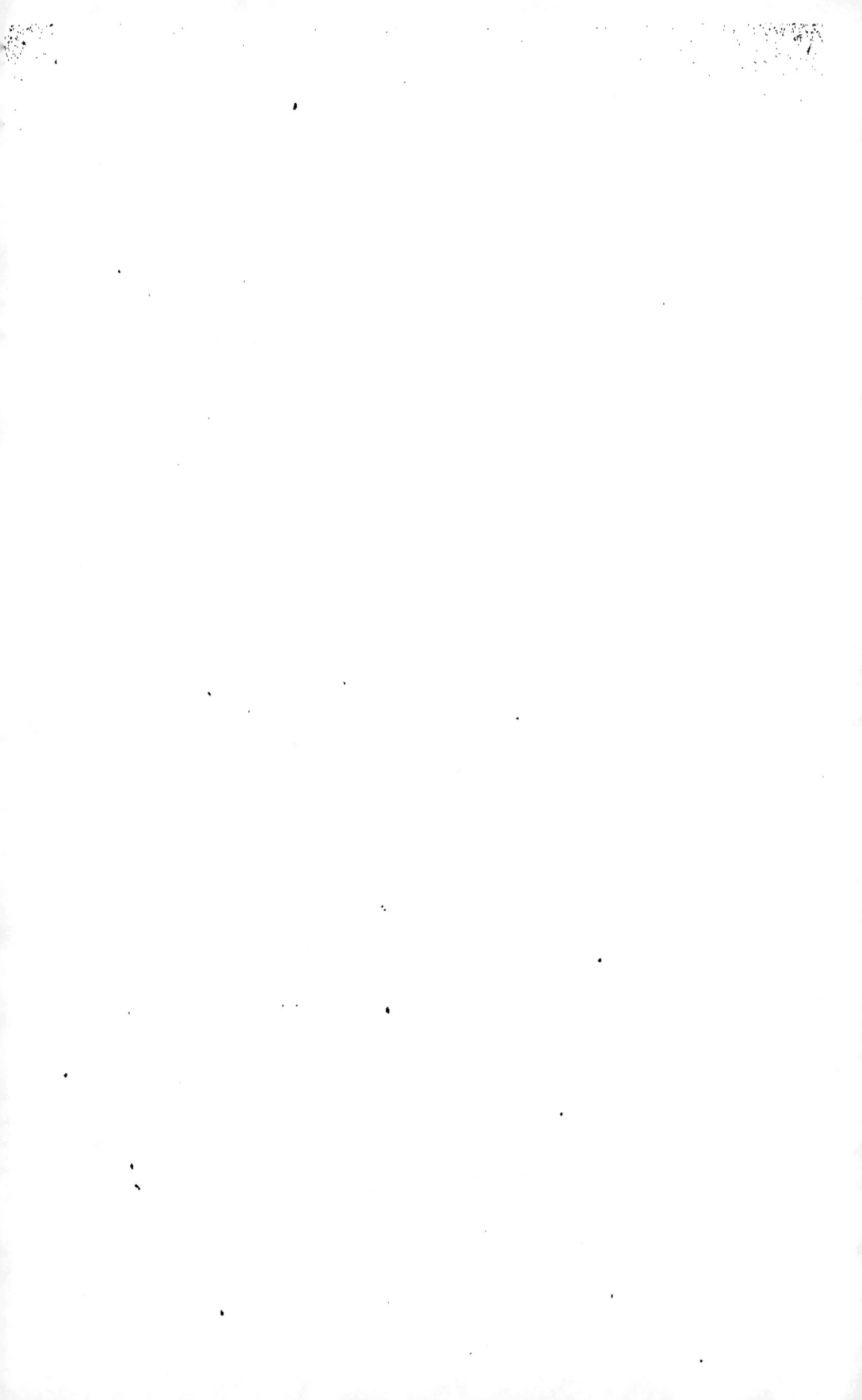

A mon Président de thèse,

MONSIEUR LE DOCTEUR MOURE

Professeur d'oto-rhino-laryngologie à la Faculté de Médecine de Bordeaux,
Officier de la Légion d'honneur,
Officier de l'Instruction publique.

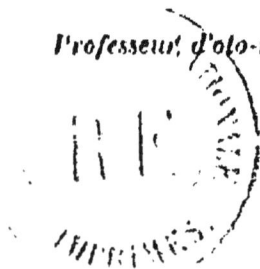

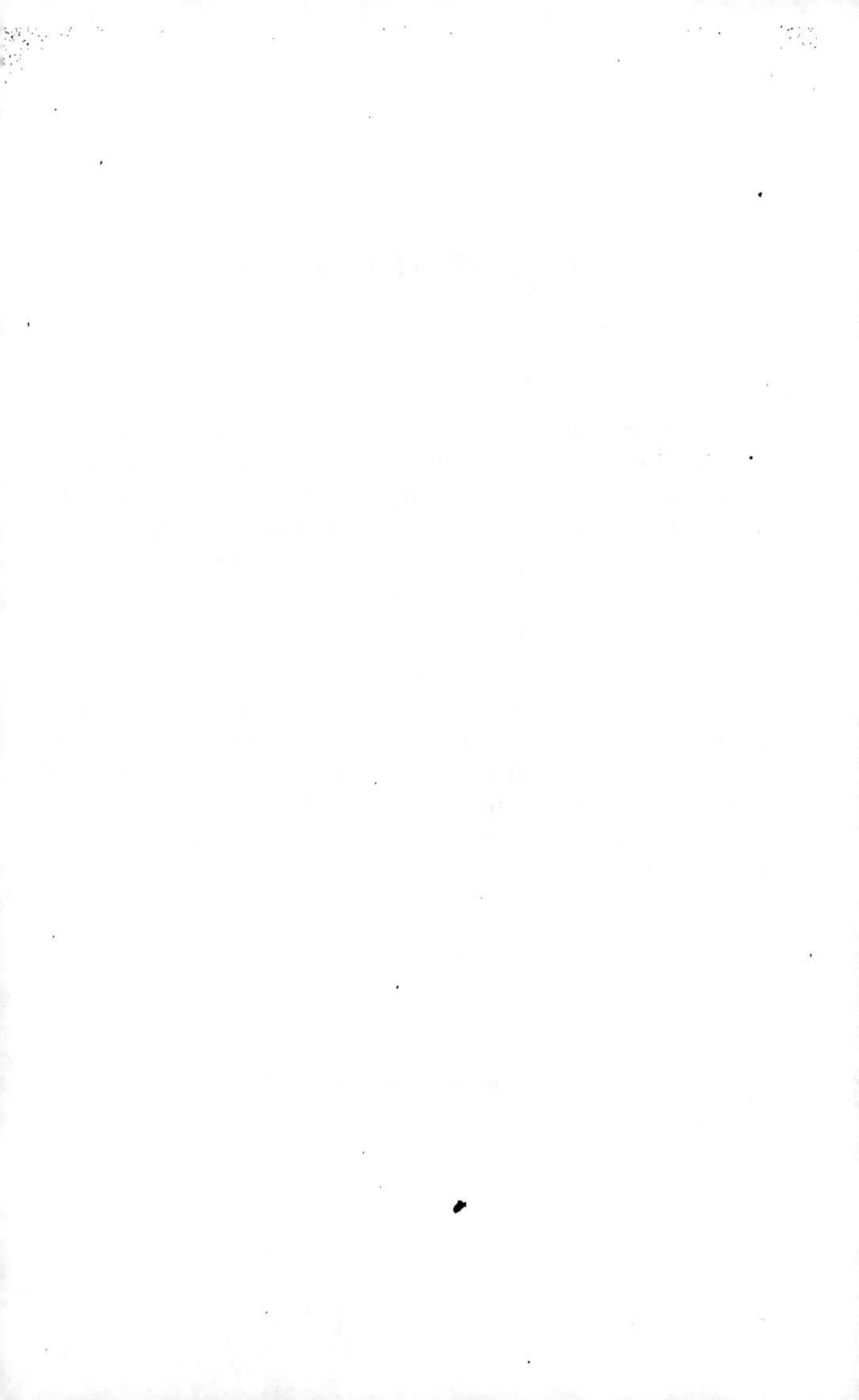

AVANT-PROPOS

Au seuil de notre vie d'étudiant, qu'il nous soit permis d'exprimer ici à M. le professeur Moure toute notre admiration et toute notre reconnaissance pour les précieux enseignements qu'il n'a cessé de nous donner. Il nous a suggéré l'idée de ce travail et nous a fait le grand honneur d'en accepter la présidence. Nous l'en remercions bien vivement et lui renouvelons l'expression de notre profonde gratitude.

Nos remerciements bien sincères à M. le professeur Pelges qui voulut bien se charger de tous les examens de sang. Il n'a jamais hésité à sacrifier de longues heures pour nous aider dans notre tâche; aussi a-t-il droit à notre infinie reconnaissance.

Nous remercions également MM. les Drs Brindel et Liébault pour les bons conseils qu'ils nous ont donnés pendant nos études médicales.

DE LA

RÉACTION DE WASSERMANN

DANS LES SINUSITES MAXILLAIRES CHRONIQUES

CHAPITRE PREMIER

Utilité de la réaction de Wassermann dans les sinusites maxillaires chroniques.

Les symptômes des sinusites maxillaires chroniques syphilitiques ont beaucoup d'analogie avec ceux des sinusites ordinaires (écoulement de pus, fétidité, etc., etc.). Ces antrites peuvent facilement être reconnues spécifiques lorsqu'elles coexistent avec des lésions nasales de même nature. Mais leur diagnostic devient délicat lorsque rien, soit dans les antécédents, soit dans les symptômes, ne fait penser à la syphilis. Seule, la positivité de la réaction de Wassermann permet de détruire cette hésitation.

Cette réaction de Wassermann nous fait établir, au point de vue clinique, la relation entre la symptomatologie et la ,.Scificité : elle nous donne la cause de l'affection d'où l'on déduira le traitement. Sans la médication antisyphilitique, une antrite non soignée pourra aboutir à des désordres irréparables (fonte de la face antérieure du sinus, élimination de sa paroi interne, etc., etc.). Traitée, elle guérira dans de nombreux cas, ou bien alors, son terrain sera rendu moins mauvais pour le bon succès de l'acte opératoire.

Dans un ordre d'idées plus général, elle évitera la possibilité d'accidents futurs graves.

Quand on lit les nombreux travaux publiés sur les sinusites maxillaires chroniques, ses manifestations et ses complications, on est saisi, dans le groupe encore insuffisamment différencié de cette affection, de la rareté relative de la sinusite maxillaire syphilitique.

C'est que la syphilis tertiaire qui frappe la cavité antrale, et les sinusites maxillaires chroniques ordinaires présentent un certain nombre de symptômes communs, écoulement purulent, fétidité, par exemple, qui permettent de les confondre. Il arrive souvent que certains signes, spéciaux aux sinusites spécifiques, manquent; devant l'ignorance de la cause réelle de l'affection, devant l'inutilité du traitement institué et avant de recourir à la cure radicale, quelquefois refusée par le malade, on est fort hésitant sur le choix d'une thérapeutique meilleure que celle des fumigations ou des ponctions diaméatiques plus ou moins sagement supportées par le patient.

On ne songe, hélas! jamais assez à explorer les cavités annexes : ainsi l'on découvre dans les fosses nasales, coexistant avec une antrite chronique syphilitique non soupçonnée, des lésions de rhinite caséeuse, de coryza purulent ou de coryza chronique simple, qui semblent expliquer suffisamment la production des symptômes et auxquelles, d'ailleurs, on rattache immédiatement la cause de ces phénomènes morbides; on institue le traitement spécial à ces affections ; l'on est étonné qu'aucun mieux ne se fasse sentir; on attribue cet état maladif persistant à des soins négligés, à des imprudences constantes.

Pareilles inattentions se produisent aussi à l'occasion des déterminations syphilitiques dans l'antre d'Highmore, en présence de lésions nasales nettement spécifiques. Le malade vient se plaindre au médecin d'un enchifrènement nasal violent, d'un écoulement fétide de pus, qui le gêne beaucoup, de céphalalgies que ne calment pas les antinervins; la rhinoscopie antérieure nous permet de constater, soit des ulcérations spécifiques siégeant sur les cornets, soit une perforation de la cloison nasale, soit une gomme de la paroi externe des fosses nasales. Par le traitement général antisyphilitique, on soigne ces lésions nasales; les symptômes s'atténuent et, au bout de quelques jours, un nouvel examen nous fait constater que tout est rentré dans l'ordre; le mercure a agi et sur les localisations antrales et sur les lésions endo-nasales. Mais au bout de quelque temps, les mêmes symptômes peuvent réapparaître et la rhinoscopie ne nous rien apprendre : des pommades nasales sont prescrites qui n'amènent aucune amélioration. Les symptômes très tenaces sont ceux de détermination sinusienne de la syphilis que l'on ne soupçonne pas.

Que de fois des syphilitiques viennent consulter le spécialiste, porteurs de localisations nasales avancées, qui évoluent, sans traitement aucun, depuis fort longtemps. Les fosses nasales sont infectées, exhalent une fétidité repoussante et l'on ne comprendrait guère pourquoi, en présence de ces lésions, la cavité antrale serait en quelque sorte immunisée à l'égard de cette diathèse.

En présence de telles déterminations nasales et avec la notion que la syphilis n'épargne pas le sinus maxillaire, il n'est pas difficile d'établir la relation existant entre la syphilis et l'antrite. Tel est le cas du malade de l'observation ci-dessous transcrite (Obs. 1) qui fut mis au traitement spécifique dès le premier examen, la cause de son infection sinusienne ayant été rattachée au processus syphilitique.

OBSERVATION I

Thèse de JAMBON.

M. L.... (de Libourne) vient consulter M. le Dʳ Moure fin 1900, pour maux de gorge et ulcérations des narines. On constate des accidents évidents de syphilis secondaire (papules, plaques muqueuses de la gorge, ulcérations secondaires des narines). En même temps, empyème extrêmement fétide du sinus maxillaire droit datant de longues années et peut-être d'origine dentaire, car les molaires sont en mauvais état. A noter que le père du malade est mort de cancer du larynx; une tante, de cancer utérin.

Traitement : Ablation des dents malades. Irrigations nasales; ponctions bihebdomadaires du sinus et traitement spécifique.

Au bout de trois mois, le pus persiste, aussi fétide. Pus dans l'infundibulum; la diaphanoscopie montre l'obscurité des sinus maxillaire droit et frontal droit.

Le 3 juillet, cure radicale : 1° de la sinusite maxillaire. Sinus rempli de pus et de fongosités. Muqueuse se détachant avec facilité; curettage facile. Communication avec le nez difficile à faire, car le cornet inférieur s'insère très bas; hémorragie assez abondante.

2° On procède ensuite à la cure radicale du sinus frontal droit, supposé malade. Il est très petit et n'est en réalité qu'un simple diverticulum du sinus frontal gauche.

Le malade continue le traitement antisyphilitique.

Suites opératoires : Réunion par première intention pour le sinus frontal, mais du côté du sinus maxillaire, gonflement, douleur, fièvre, rétention muco-purulente dans le sinus due à l'oblitération causée par le cornet inférieur inséré très bas, et, de plus, gonflé par le traumatisme opératoire. Un lavage abondant fait disparaître ces phénomènes. La sécrétion séro-purulente persiste. La plaie buccale s'est réunie par première intention.

17 juillet : Turbinectomie partielle antérieure du cornet inférieur.

19 juillet : Soulagement immédiat. La sécrétion séro-purulente est presque tarie et non fétide.

Examen bactériologique du pus : Microcoques, diplocoques. On trouve un bacille indéterminé, ne prenant pas le Gram et qui, après ensemencement et réensemencement successifs, finit par présenter les réactions du coli-bacille.

Prenons maintenant le cas suivant (Obs. II) : les symptômes présentés ne sont pas tous ceux des sinusites maxillaires chroniques spécifiques; il en manque d'importants; rien chez elle ne nous fait songer à la syphilis : son jeune âge, le parfait état de sa dentition; l'examen négatif de la gorge, du nez ne nous font pencher vers ce diagnostic; mais cette malade ne voit pas son état s'améliorer par les soins qu'on lui donne; devant la persistance des symptômes, que rien ne semble expliquer, le diagnostic étiologique est délicat, c'est alors qu'il faut recourir à la réaction de Wassermann.

OBSERVATION II (personnelle).

Mlle Raymonde M..., 17 ans, vient au commencement du mois d'octobre 1911 à la clinique d'oto-rhino-laryngologie de la Faculté, se plaignant de dormir, la nuit, la bouche ouverte et d'avoir ordinairement une respiration nasale difficile.

L'examen nous montre qu'elle possède des végétations adénoïdes assez volumineuses, pour lesquelles elle est opérée le 25 octobre. Elle ressent, peu après, une diminution de son acuité auditive à gauche.

L'examen des fosses nasales, à ce moment, nous permet de constater une atrophie marquée des cornets inférieurs; la muqueuse de ces cornets est chagrinée, rose pâle, avec, çà et là, des amas croûteux jaunâtres, adhérents.

L'haleine n'est pas fétide; la malade est gênée par les croûtes qu'elle mouche constamment.

On lui conseille des irrigations nasales quotidiennes au bicarbonate de soude et deux séances par semaine de massage vibratoire des cornets. Ce traitement est suivi avec ténacité jusqu'au 10 juin 1912, date à laquelle on procède chez elle au paraffinage du cornet inférieur droit.

En raison de sa mauvaise acuité auditive, on pratique le cathétérisme double de la trompe, pour lequel elle vient nous voir une fois par semaine, pendant huit mois.

Le 29 juin 1912, l'examen des fosses nasales nous montre le bon résultat du paraffinage. Un peu de mucus dans le méat moyen gauche, rien à droite. La sonde est toujours passée sans difficulté.

Le 28 décembre 1912, la malade nous fait part d'un symptôme nouveau qui la préoccupe fort : depuis quelque temps, le matin au réveil et dans la journée, elle rejette du pus d'odeur assez forte; son mouchoir est d'ailleurs souillé par un amas verdâtre; sans croûtelles, sans îlots caséeux.

A droite, la rhinoscopie antérieure nous montre la muqueuse du cornet inférieur et du méat moyen légèrement rougeâtre et gonflée;

2

l'orifice naturel du sinus maxillaire est caché par un amas de pus; pas de croûtes sur les cornets.

A la rhinoscopie postérieure, large tapis de muco-pus à droite.

A la diaphanoscopie, sinus maxillaire droit très obscur : sinus frontal normal.

Rien de particulier à gauche.

La pression du maxillaire supérieur, de la région orbitaire interne droite est un peu douloureuse. Pas de carie dentaire.

Le 10 janvier 1913, ponction diaméatique droite : paroi dure; le lavage ramène des flocons de muco-pus peu fétides.

Des ponctions sont faites les 17, 20, 23 et 31 du même mois; elles ramènent toujours des flocons de muco-pus, pas trop abondants, assez liés, fétides et de coloration jaunâtre.

Le 14 février, nouvelle ponction : liquide sale, très fétide, nettement purulent, sans mucus; lavage du sinus à l'eau oxygénée.

Deux autres ponctions en février, deux autres en mars, donnent les mêmes résultats.

Les 3, 18 et 25 avril, la ponction droite fait sourdre du muco-pus en assez grande quantité, toujours fétide.

Le 2 mai, même pus par la ponction; on lave le sinus à fond : on attend, et au bout de vingt-cinq minutes on injecte de l'eau dans l'antre; celle-ci ressort légèrement sale. On lave le sinus au cyanure.

Devant cet état de suppuration persistant que les lavages n'améliorent pas, on prélève du sang pour faire la réaction de Wassermann : le résultat de cet examen est positif. Le traitement spécifique, sous forme de solution bi-iodurée, est institué immédiatement.

La malade nie toute infection syphilitique (probablement par timidité, sa mère l'accompagnant à chaque consultation).

On note chez elle un engorgement des ganglions sous-maxillaires avec rougeur diffuse de la gorge : chute légère des cheveux.

Rien de particulier dans les antécédents héréditaires.

Sa sœur, âgée de vingt-deux ans, souffre depuis trois mois de maux de gorge.

Le 9 mai : c'est-à-dire six jours après l'administration du traitement spécifique, la malade se plaint de larmoiements; l'enchifrènement nasal est considérable; elle mouche un pus très épais, très fétide, jaune verdâtre, très abondant, sans amas caséeux.

On lui recommande instamment de continuer le traitement.

9 mai : le traitement mercuriel a été suivi, mais il a déterminé, du côté des gencives, des phénomènes d'intoxication ; on fait une ponction droite qui ramène un gros flocon de pus.

16 mai : la ponction droite donne le même résultat ; la malade, ayant cessé le traitement depuis le 9 mai, n'éprouve aucune amélioration.

23 mai : la malade va mieux. Elle mouche beaucoup moins ; les céphalées ont disparu. La ponction droite ramène un liquide verdâtre, avec quelques rares flocons de muco-pus. La malade reprend le traitement.

6 juin : la malade suit le traitement, depuis quinze jours, elle ne mouche plus de pus ; ponction droite : un petit bouchon de muco-pus.

Elle va tout à fait bien le 20 juin. On cesse le traitement hydrargyrique ; on examine ses sinus le 1er juillet : le droit étant légèrement obscur, on conseille à la malade de reprendre la solution bi-iodurée.

18 juillet : amélioration très nette ; la malade ne mouche plus ; on supprime le traitement.

12 août : elle revient nous voir, et, en raison d'une légère obscurité du sinus droit, nous lui conseillons de prendre à nouveau du bi-iodure.

19 octobre : la malade va très bien ; le 4 novembre, elle nous dit être complètement guérie. Sinus clairs.

Donc, dans tous les cas où une antrite chronique ne s'améliore pas par la suppression de la cause qui aurait pu l'engendrer (dent cariée, coryza chronique, etc.), ne s'amende nullement par les ponctions, les fumigations, les pommades, on doit songer à la syphilis et il faut faire la réaction de W...mann qui est un excellent signe de certitude de spécificité.

Avant que la réaction de Wassermann n'ait été conçue, le diagnostic de syphilis, dans de tels cas obscurs, résidait tout entier dans l'action favorable ou négative du traitement hydrargyrique, pierre de touche, en quelque sorte, de l'affection. Telles étaient les idées de Chauveau, d'Ardenne, etc.

Nous savons bien que l'absolu n'existant pas en médecine, nous ne devons pas catégoriquement affirmer que syphilitique est l'homme dont la réaction de Wassermann est positive. Nous n'ignorons pas que les scarlatineux, les lépreux, les paludéens peuvent avoir la même réaction. Les statistiques des auteurs nous apprennent cependant que sur 100 syphilitiques en période d'accidents secondaires, 60 à 70 p. 100 ont leur Wassermann positif. Même résultat pour 80 à 90 p. 100 des personnes atteintes d'accidents tertiaires : il est fort probable que, ainsi qu'il est mentionné dans l'observation suivante (Obs. III), les malades, dont le Wassermann est négatif, ont dû subir antérieurement un traitement spécifique qui aura ainsi changé le résultat.

OBSERVATION III (personnelle).

Roger A..., 24 ans, tonnelier, vient consulter M. le professeur Moure le 11 février 1913, se plaignant de rejeter le matin du pus par le nez.

Il fut opéré en 1912, sous chloroforme, pour kyste dentaire à gauche; depuis cette époque, la suppuration de ce sinus n'a jamais cessé ; des fumigations au menthol-borate de soude sont prescrites.

Le 25 février, on ponctionne ce sinus gauche; du pus assez abondant est rejeté. On lui conseille d'entrer à l'hôpital.

Il est opéré, à l'hôpital du Tondu, par M. le professeur Moure, le 28 février. Cure radicale. La cavité sinusienne est envahie par du tissu fibreux; les parois sont malades. On trouve à l'intérieur du sinus des fongosités abondantes; grand recessus du côté de la branche montante du maxillaire supérieur.

Il quitte l'hôpital, le 22 mars, peu amélioré. On lui conseille de prendre une solution bi-iodurée.

Le 11 avril, la suppuration persiste encore; attouchement de la cavité au chlorure de zinc.

Le 9 mai, le malade va mieux, il cesse de prendre du mercure.

Le 17 mai, le malade continuant à moucher, le bi-iodure lui est de nouveau prescrit.

Le 27 mai, même état persistant. Wassermann négatif.

Il cesse le traitement le 5 juin, il le reprend quinze jours après, la suppuration ayant recommencé.

Le 11 juillet, Wassermann de nouveau négatif; la solution bi-iodurée a amélioré notre malade.

Le malade est venu nous voir en novembre; son sinus maxillaire était comblé par du tissu conjonctif et ne suppurait plus. Par contre, les sinus ethmoïdaux étaient infectés : on dut les curetter; la solution bi-iodurée est de nouveau ordonnée.

Nous n'avons plus revu le malade depuis.

Nous persistons à penser que cette sinusite maxillaire, étant donnés les caractères spéciaux qu'elle présentait pendant l'opération (os atteints, saignant, fongosités) et l'amélioration momentanée des symptômes par le traitement mercuriel était d'origine spécifique, malgré le Wassermann négatif, certainement modifié par les solutions mercurielles.

Nous admettons donc que la réaction de Wassermann positive est une excellente preuve de syphilis.

Ceci posé, dans tous les cas de sinusite maxillaire chronique, il faut faire cette réaction, car elle est nécessaire :

D'abord, au point de vue clinique, pour la connaissance du lien possible entre les lésions sinusiennes et les symptômes; la présence d'une *mèche conjonctive* dans le mouchage, jointe à une réaction de Wassermann positive, donnera la certitude de gomme syphilitique du sinus.

Elle nous sera ensuite très utile pour le diagnostic; de ce dernier, on en déduira le traitement. Non traitées spécifiquement, ces sinusites pourraient déterminer des complications graves, très fâcheuses pour le malade. D'ailleurs, chez ceux-là mêmes ne paraissant pas atteints par la syphilis, seulement porteurs de sérieuses lésions sinusiennes nullement améliorées par les lavages, dont le Wassermann est cependant positif, le traitement spécifique agira très souvent d'une façon favorable et le malade évitera, ainsi, l'opération qu'on lui aurait imposée.

Mais dans quelques cas, cependant, le traitement n'a amené

aucune amélioration, les lésions étant arrivées à un stade de leur évolution très avancé; il faut alors avoir recours à l'acte opératoire. Cependant, là encore, le traitement spécifique aura eu une action heureuse, non complète cependant, ainsi que nous l'étudierons dans le paragraphe *Traitement*.

La connaissance de l'étiologie syphilitique dans la sinusite maxillaire chronique est très importante pour le choix de l'opération. M. le professeur Moure a établi une statistique portant sur 407 cas de sinusite maxillaire chronique, opérés de l'année 1898 à janvier 1912, par le procédé de Caldwell-Luc, un peu élargi; ces sinusites avaient résisté soit aux lavages diaméatiques, soit aux avulsions dentaires, soit même à l'ouverture alvéolaire du sinus, suivie de lavages faits pendant longtemps. Sur ce nombre, M. le professeur Moure a relevé 22 sinusites syphilitiques chez lesquelles l'os, perforé en certains points, atteint de nécrose, était entouré de fongosités semblables à celles que présentent les lésions tertiaires des sinus.

La réaction de Wassermann n'étant pas connue à l'époque où ces premières opérations ont été faites, il eut été difficile, d'après les symptômes incomplets, du reste, présentés par ces malades, de faire le diagnostic d'highmoriite syphilitique. Pour être certain de ce diagnostic et faire le traitement rationnel de ces lésions, il fallait voir nettement toutes les anfractuosités de la cavité antrale : seule, pouvait réaliser cette fin l'opération de Caldwell-Luc préférable à celles de Siebenmann, Hoffmann, Claoué, Rethi et Mahu, qui, ainsi que nous le verrons plus tard, ne permettent pas d'observer à fond le sinus et le débarrasser de ses lésions.

L'étude des symptômes et la positivité de la réaction de Wassermann établiront, ainsi, la nature des lésions sinusiennes : elles fixeront le choix de l'opération et le traitement ultérieur à suivre pour l'avortement de toute récidive.

Enfin, dans un but plus général, la connaissance de l'infection syphilitique sera une raison d'instituer un traitement spécifique sévère : il sera, dans une certaine mesure, une sauvegarde pour l'éclosion d'accidents postérieurs.

CHAPITRE II

Etiologie. Pathogénie.

L'étiologie spécifique des sinusites a été peu étudiée.

D'après Zuckerkandl, les huit dixièmes des malades atteints de syphilis nasale auraient des déterminations spécifiques du côté des sinus maxillaires. En réalité, cette fréquence, ainsi qu'il ressort des quelques statistiques parues, est moins grande.

Ces déterminations se produisent suivant trois modes principaux : le mode de voisinage, le mode de rétention et le mode direct.

Ce sont les lésions tertiaires que l'on rencontre toujours dans ces sinusites maxillaires chroniques.

La notion de l'étiologie syphilitique des sinusites maxillaires chroniques a été peu étudiée.

Fournier, dans son *Traité sur la syphilis*, signale la possibilité de sinusites spécifiques.

Hermet, Gerber, Treitel, Lœwing mentionnent à peine les complications sinusiennes de cette diathèse. Schuster l'admet dans quelques cas, mais bien rarement d'ailleurs.

La sinusite maxillaire spécifique est, d'après Zuckerkandl, une affection fréquente : ses travaux ont montré que, dans les cas de syphilis nasale, l'antre d'Highmore est atteint huit fois sur dix, à l'opposé des sinus ethmoïdaux, frontaux, sphénoïdaux qui seraient presque épargnés.

D'autre part, Fournier a constaté que 19 p. 100 des gens atteints de syphilis présentent des accidents du côté du nez. Faisant la synthèse de ces deux statistiques, nous sommes amenés à dire que, sur ces malades de Fournier, atteints de syphilis, les huit dixièmes d'entre eux ont des localisations spécifiques dans le sinus maxillaire. Ces déterminations seraient donc plus fréquentes qu'on ne le croit.

Scheech (de Munich) pense aussi que la syphilis semble être une cause puissante d'infection antrale.

Si nous examinons les statistiques d'autres auteurs, faites sur des malades ordinaires, non atteints de syphilis nasale, nous constatons que l'étiologie syphilitique est beaucoup plus rare.

D'après la statistique de Martin (faite dans le service du Dr Lichtwitz) qui porte sur 213 sinusites maxillaires chroniques, 3 seulement étaient d'origine syphilitique.

Harke, ayant examiné à fond 163 malades porteurs d'antrite chronique, ne décèle la nature spécifique de l'affection que sur 2 malades seulement.

Aucune trace de syphilis sur les 360 cas rapportés par Wertheim et contrôlés à l'amphithéâtre d'autopsie. Grünwald, qui s'est beaucoup occupé de syphilis nasale, n'en parle pas.

Fraenkel, sur 166 observations, en relate 2 cas.

Le Dr Ott se plaint de notre ignorance sur cette question.

Gilbert, dans sa thèse, parle de cette localisation de la syphilis et rattache ces processus à des lésions d'ostéite gommeuse des fosses nasales.

En 1900, Lubet-Barbon et Furet, dans une communication à la Société française d'otologie, font connaître le diagnostic de la sinusite maxillaire chronique ordinaire et de la sinusite gommeuse. Plus près de nous, Jambon fait une étude de ces déterminations spécifiques highmoriennes et présente quelques observations.

Nous avons cherché, depuis le mois de mars 1913, chez les malades atteints de sinusite maxillaire chronique, qui se font soigner à la clinique de M. le professeur Moure (Annexe de l'Hôpital Saint-André) quel serait le nombre de ceux porteurs de lésions nettement spécifiques.

Par les symptômes cliniques, l'évolution, l'influence, en général heureuse, du traitement mercuriel, les lésions observées chez 2 d'entre eux pendant l'acte opératoire, grâce enfin aux résultats de la réaction de Wassermann, nous avons constaté que, sur 32 sinusites maxillaires chroniques observées, traitées très longtemps par les lavages, 7 étaient d'origine spécifique.

Par sinusite maxillaire chronique syphilitique, nous excluons ces sinusites évoluant sur un terrain spécifique, mais ayant pour origine directe une cause autre que la syphilis. Nous pourrons avoir affaire à une sinusite d'origine dentaire, par exemple, chez un syphilitique : les lésions, dans ce cas, sont étrangères à la spécificité ; de plus, elles disparaissent avec la suppression de la cause supposée vraie, sans aucune absorption hydrargyrique.

Le cas peut également se présenter d'un malade atteint de sinusite syphilitique, étrangère au mauvais état des dents : l'avulsion de ces dernières n'amène pas la suppression des phénomènes sinusiens. L'observation suivante nous confirme cette éventualité.

OBSERVATION IV (inédite).

Due à l'obligeance de M. le professeur PEYGES.

M. X..., 40 ans, ingénieur, a contracté la syphilis en 1888 ; il a été bien et régulièrement soigné. Marié six ans après, il a eu un fils né huit ans après son mariage, quatorze ans après le début de la syphilis ; cet enfant est très vigoureux, de belle constitution, sans aucun stigmate d'hérédo-syphilis et n'est pas fragile.

En mars 1903, un an après la naissance de l'enfant, M. X... a présenté sur le dos du pénis une gomme syphilitique grosse comme une petite cerise qui, traitée d'abord pour un furoncle, a pris rapidement l'aspect ulcéreux de la gomme, avec son fond bourbillonneux, sphacélé, rappelant la chair de morue ; état stationnaire avec les pansements humides, à la solution de sublimé à 1 p. 1000 ; elle a guéri en trois semaines, après une amélioration très rapide, sous l'influence d'un traitement mixte (0 gr. 02 de bi-iodure d'hydrargyre et 3 grammes d'iodure de potassium par jour) ; il ne se traite que pendant un mois.

En juin 1912, pendant une période militaire dans les Pyrénées, il vient nous consulter, se plaignant d'une violente fluxion dentaire, en accusant la deuxième prémolaire supérieure gauche ; la douleur est très pénible, profonde, siégeant plutôt dans la face que dans la bouche, où d'ailleurs il n'existe aucun signe d'ostéo-périostite ; la dent incriminée a été obturée, pour une carie du deuxième degré, à l'amalgame, deux mois avant environ ; elle n'est pas douloureuse au choc d'un instrument métallique ; au contraire, l'ébranlement, produit par cet instrument sur n'importe quelle autre dent, provoque une douleur plus vive dans le maxillaire supérieur gauche.

Soupçonnant une sinusite, nous conseillons au patient de rentrer à Bordeaux au plus tôt et de consulter un rhinologiste ?

Ainsi fut fait, mais, en route, il se fait arracher la dent incriminée sans obtenir le moindre soulagement. Le docteur Guément diagnostiqua une sinusite qui céda au traitement au bout de quelques jours. Sur mon conseil, M. X... fit une série de cures spécifiques mixtes.

En 1912, vers le mois de novembre, dans le cours d'un voyage à l'étranger, il fut atteint de gomme du sternum et de plusieurs côtes ; soupçonnant une manifestation syphilitique, il prit lui-même du sirop antérieurement prescrit et vit ses lésions s'améliorer en trois semaines ; il continua le traitement encore quelques jours et nous annonça sa visite.

Obligé de s'attarder quelques semaines à Paris, il fut pris, brusquement, sans cause, de douleurs violentes dans la face, dans le front, avec irradiations aux dents du maxillaire supérieur gauche. Averti par ses ennuis passés, il courut chez un rhinologiste qui diagnostiqua une sinusite maxillaire purulente, fit une ponction et une série de lavages. M. X... revint à Bordeaux dans un état d'amélioration très notable, et, après une nouvelle série de ponctions suivies de lavages à l'eau oxygénée, jointes au traitement spécifique, il a vu disparaître ses ennuis.

Nous avons insisté pour qu'il suive un traitement mixte, sévère, qu'il a observé dans le cours de ses voyages ; injections de bi-iodure avec iodure de potassium à l'intérieur et traitement mixte per os durant près d'un an. M. X... va fort bien depuis.

Quel est le mécanisme de ces lésions ?

a) Elles peuvent se propager par voisinage, cheminant des

fosses nasales à la muqueuse de l'antre par simple continuité : cette propagation des lésions nasales sera d'autant plus facile qu'elle trouvera dans une muqueuse sinusienne, rendue moins résistante par des processus pathologiques antérieurs, un terrain très favorable à leur éclosion. C'est par ce mécanisme que dans l'observation suivante la sinusite a été créée (Obs. V).

OBSERVATION V (personnelle).

Clément F..., 40 ans, marin, est entré, en avril 1912, à l'Hôpital du Tondu, souffrant, depuis quelque temps, de douleurs frontales et de rhinorrhée droites.

Il y a vingt mois, il a eu un chancre induré de la verge : il fut soigné par le mercure pendant trois semaines. Depuis, il ne prit plus aucune médication antisyphilitique.

Il y a cinquante jours environ, il a éprouvé des maux de tête persistants, à localisation fronto-orbitaire droite : à cette époque, il s'est aperçu qu'il mouchait plus que de coutume. Ses symptômes ne s'étant pas amendés, le malade entre à l'hôpital.

Nous constatons qu'il est porteur d'une ulcération syphilitique du cornet inférieur droit. La muqueuse du méat moyen est recouverte de pus : après nettoyage, elle apparaît rougeâtre, infiltrée : un bouchon de muco-pus obstrue l'ostium maxillaire. Traînée de pus sur la paroi postérieure du pharynx.

Douleurs sus-orbitaires provoquées et spontanées : le matin, au réveil, rejet de pus lié, peu abondant, fétide dans le mouchage ; durant la journée, rejet de pus un peu liquide.

Nous sommes en présence d'une sinusite maxillaire datant d'une quarantaine de jours, en relation avec une ulcération spécifique du cornet inférieur droit.

Les lésions sinusiennes ne sont pas toujours en rapport constant avec les délabrements nasaux : tel le malade suivant dont nous rapportons l'observation (Obs. VI) qui avait une perforation de la voûte palatine, une destruction des deux tiers postérieurs du vomer et d'une partie de la lame perpendiculaire de l'ethmoïde et qui se trouvait porteur de lésions sinusiennes à peine prononcées, peu en rapport avec ses désordres nasaux.

OBSERVATION VI

CORNET.

Accident initial passé inaperçu. Syphilis tertiaire des fosses nasales avec perforation de la voûte palatine, de la cloison. Destruction de la paroi nasale externe gauche. Sinusite maxillaire gauche spécifique.

Pierre B..., 31 ans, cocher, examiné le 6 octobre 1901, à l'occasion d'une période d'appel des réservistes.

Il y a un an, il a souffert d'un abcès de la voûte palatine accompagné d'un œdème inflammatoire des joues, du nez et des paupières et d'écoulement nasal. De l'iodure de potassium lui fut prescrit; les phénomènes inflammatoires rétrocédèrent, mais la voûte palatine resta perforée. B... suspendit le traitement; la rhinorrhée, prenant une odeur infecte, devint plus abondante; le malade rejetait du pus strié de sang et mouchait des fragments osseux.

La perforation de la voûte palatine siège sur l'apophyse palatine du maxillaire supérieur droit, à deux centimètres en arrière des incisives. Aucune lésion de la bouche; dents très bonnes; pas de déformation nasale externe, ni altération des téguments, pas de douleur à la pression.

A la rhinoscopie, destruction des deux tiers postérieurs du vomer et d'une bonne partie de la lame perpendiculaire ethmoïdale à droite; destruction du cornet inférieur et du cornet moyen; muqueuse bourgeonnante, sanguinolente; le contact du stylet est très douloureux; pus dans la fente olfactive.

A gauche, destruction du cornet et du méat inférieurs; une vaste perforation fait communiquer le sinus maxillaire et les fosses nasales.

La muqueuse de ce sinus est granuleuse, saignante au contact du stylet; sur la face postérieure du sinus, à l'aide de cet instrument, on sent des points osseux dénudés qui donnent à la pression une sensation élastique ; un lavage fait sortir des grumeaux purulents, très fétides, en petite quantité.

Destruction de la tête du cornet moyen ; de la moitié postérieure de cet os descend très bas un énorme bourgeon fongueux, sessile. Ici encore, du pus au niveau de la fente olfactive ; toutes ces lésions-là sont d'ordre syphilitique. Cet homme réformé n'a pu être suivi.

Tel, aussi, ce malade de Monnier qui, en plus d'une perforation des os propres, du vomer et de la lame perpendiculaire de l'ethmoïde, ne présentait que des phénomènes sinusiens peu intenses.

Mais ce mode d'infection par continuité n'est pas constant. Grand est le nombre des malades porteurs de lésions nasales spécifiques et indemnes du côté de la muqueuse sinusienne.

b) Le mode de rétention peut également produire une sinusite maxillaire chez un syphilitique.

Supposons une gomme des fosses nasales, exactement placée au niveau de l'ostium maxillare : cette gomme s'ulcérant, les produits de la fonte, tombant dans l'antre d'Highmore, infecteront sa muqueuse qui, vivant dans une cavité close, finira par se mortifier et donner lieu à une sinusite.

c) La syphilis créera de toute pièce une antrite, sans qu'il y ait eu affection antérieure de la muqueuse nasale. Les déterminations spécifiques ne sont soumises à aucune loi ; la muqueuse de l'antre sera touchée par le virus spécifique, tout aussi bien que pourront l'être le périoste du tibia ou le parenchyme hépatique. La syphilis donnera ainsi d'emblée une sinusite. C'est la pathogénie que l'on retrouve dans les deux cas suivants :

OBSERVATION VII

C. CHAUVEAU.

Homme, 27 ans, mouche du pus de mauvaise odeur par ses deux narines depuis environ dix-huit mois. Le 17 novembre, sinus maxil-.

laires opaques. Pus abondant aux méats moyens. Pas de lésions appréciables. Sinus frontaux transparents. Dents saines. Au lavage, beaucoup de pus ordinaire.

Chancre douteux, il y a six ans. Aucune médication n'a été suivie. Traitement mixte.

Le 25 novembre, amélioration subjective; objectivement nulle.

Le 10 décembre, mouche moins; objectivement, *statu quo*.

Le 23 décembre, mouche de moins en moins; sinus sombres.

Le 10 janvier, le malade mouche normalement; le lavage ne ramène rien; sinus toujours sombres.

OBSERVATION VIII

C. CHAUVEAU.

Homme, 30 ans, mouche du pus depuis un an environ, surtout du côté gauche (28 décembre 1901).

Syphilis, il y a sept ans, peu soignée.

Pus au niveau du méat moyen à droite. Pas de lésion apparente. Sinus maxillaire gauche opaque. Sinus droit suspect. Le lavage ramène du pus en quantité notable à gauche, peu à droite. Pas de mauvaises dents. Traitement mercuriel.

Le 3 janvier, état stationnaire.

Le 6 janvier, le malade mouche beaucoup moins, presque pas du côté droit. État local *statu quo*. Traitement mixte.

Le 14 janvier, subjectivement, l'amélioration continue; objectivement, *statu quo*.

Le 28 janvier, toujours amélioration subjective croissante. Sinus gauche moins opaque.

Le 8 février, sinus droit à peu près transparent; le lavage ne ramène rien; sinus gauche encore un peu sombre, très peu de pus.

Le 1er mars, plus de pus. L'opacité du sinus gauche, quoique diminuée, persiste.

A quelle période de l'évolution de la syphilis peuvent être rattachées les lésions antrales?

Nous n'avons pas vu la relation d'un chancre sinusien ; mais une telle éventualité n'est pas impossible. On peut fort bien concevoir qu'un lavage, fait par l'hiatus naturel, au moyen d'une sonde infectée, puisse porter dans la muqueuse antrale, légèrement enflammée et fissurée, le virus syphilitique et produire le chancre. Lailler, Gubler, Hillaint n'ont-il pas produit des chancres de la trompe d'Eustache, en pratiquant son cathétérisme avec une sonde infectée ?

Rares, aussi, les accidents sinusiens rattachés à la période secondaire : le traitement, en général suivi à cette époque par le malade, fait avorter les désordres sinusiens ou tout au moins les amende d'une façon assez notable pour qu'ils restent inaperçus par lui.

On sait aussi que la période secondaire se manifeste, au niveau des muqueuses, sous forme de syphilides muqueuses, papulentes, etc. ; celles-ci, rendues douloureuses dans la cavité buccale au contact des aliments, de la salive, ne le sont nullement dans l'antre, recessus clos et à l'abri de toute pression.

Cette conception nous rend compte de la rareté des phénomènes sinusiens à la période secondaire. Chauveau cependant en a cité un cas que nous reproduisons (obs. IX).

OBSERVATION IX

C. CHAUVEAU.

Sage-femme, 22 ans. Syphilis extragénitale en mars 1904 ; soignée par des injections mercurielles.

S'aperçoit, sans autres symptômes, huit mois après, qu'elle mouche du pus du côté droit. Pas de coryza antérieur. Le 6 janvier, les sinus maxillaires sont sombres ; pas de mauvaises dents.

Traitement mercuriel. L'écoulement s'est tari assez rapidement.

Le 27 février, elle ne mouche plus ; les sinus maxillaires sont tout à fait clairs.

C'est donc, et à juste titre, la période tertiaire qui crée la sinusite maxillaire chronique.

Dans nos observations, en effet, le temps écoulé entre l'accident primitif et l'antrite est assez long.

D'ailleurs, l'étude anatomo pathologique des désordres sinusiens précise ces localisations tertiaires. Leur nature destructive, que seul le traitement spécifique peut entraver dans leur marche, est également en faveur du tertiarisme.

Nous ne connaissons que deux cas de syphilis héréditaire sinusienne. Celui d'Augieras : jeune fille de 23 ans, qui présenta des phénomènes sinusiens, dus à l'ostéïte spécifique. Celui de Dupond, dans lequel il s'agissait d'une jeune fille âgée de 18 ans, qui, en même temps qu'elle offrait des lésions nasales spécifiques, était affligée de sinusite maxillaire chronique de même nature. Mais ces déterminations antrales d'hérédo-syphilis sont rares ; tout au plus se produisent-elles dans l'adolescence, alors que les sinus, encore à l'état d'ébauche, ont parfait à leur développement, créant ainsi, sur ce terrain nouvellement né, un lieu d'appel pour l'infection par le spirochète.

CHAPITRE III

Anatomie pathologique.

Les lésions anatomo-pathologiques, se rapportant aux désordres tertiaires des sinus, sont caractérisées par les quatre formes suivantes, évoluant par ordre de gravité :

Forme infiltrée : Accumulation de leucocytes dans la muqueuse; celle-ci apparaît rougeâtre, distendue.

Forme gommeuse : Production exagérée de cellules rondes formant des gaines péri-vasculaires : ces gaines peuvent être uniques ou multiples, circonscrites ou diffuses. A leur phase de maturation, elles se désagrègent de la profondeur à la surface; les produits de la fonte irriteront la muqueuse qui deviendra bourgeonnante, fongueuse : ces fongosités sont constituées par des glandes et des vaisseaux dilatés (hémorragie à la section).

Forme osseuse : Fréquente. Les canaux de Havers sont dilatés. Os rouges, saignants, parfois dénudés.

Forme nécrosante : L'os, atteint de nécrose, s'élimine sous forme de séquestres, signe manifeste de syphilis.

Étant donnée la rareté des localisations secondaires sinusiennes de la syphilis, nous ne nous en occuperons pas.

Le tertiarisme, dans les sinusites maxillaires chroniques, se manifeste sous plusieurs formes.

Dans la forme infiltrée, nous trouvons une muqueuse rougeâtre, épaissie, dure, renflée, atteinte parfois de dégénérescence kystique; elle est le siège d'une infiltration très intense qui provoque sa distension; les infiltrats sont constitués par des amas cohérents de leucocytes. La surface de la muqueuse est enduite d'une sécrétion séro muqueuse ou purulente.

Dans la forme gommeuse, à un stade plus avancé, les éléments cellulaires, formés de cellules embryonnaires, de cellules rondes, se disposent en traînées ou en manchons autour d'une veinule ou d'une artériole, dilatées généralement; ils forment à ces vaisseaux une gaîne cellulaire à limites indécises, mais régulière d'ensemble, le plus souvent d'épaisseur inégale. Cette infiltration, en quelque sorte localisée, est toujours indolente, soit à la pression, soit spontanément. Ainsi que toutes les gommes, elle est soit d'une dureté assez grande, soit d'une résistance peu forte, suivant son âge et ses tendances évolutives. Elles peuvent être uniques ou multiples, évoluant parallèlement ou à peu près, le plus souvent ne se localisant que sur un seul sinus.

Mais on sait que la muqueuse des fosses nasales, celle de la cavité antrale sont solidaires, n'étant toutes deux qu'une seule et même dépendance; de même donc que, dans les fosses nasales, on trouve des gommes circonscrites et des gommes diffuses, de même dans l'antre, on rencontre aussi cette dernière production qui n'est, en somme, que l'exagération de la forme circonscrite.

La gomme du sinus peut se résorber ou se nécroser; dans cette dernière phase de maturation, le processus destructeur chemine de la profondeur à la surface; la muqueuse distendue ne s'ulcère qu'en dernier lieu; par elle s'élimineront, rejetés sous forme de pus fétide, les produits de la fonte, accumulés par suite de l'apport continuel des cellules rondes; telle est l'explication de ces dégâts profonds, peu en rapport avec la grandeur et l'aspect de l'ulcération. Le stylet vient frapper un os dénudé, après avoir parcouru un trajet fistuleux assez étendu. A ce moment aura lieu, dans quelques cas, l'expulsion de la « mèche conjonctive » de Veillard, formée d'amas de faisceaux conjonctifs sous-muqueux ou périostés, mèche aussi capitale pour le diagnostic de syphilis que le rejet d'un séquestre.

Les produits de la fonte, tombés dans le sinus, vont irriter la muqueuse; celle-ci peut bourgeonner et donner naissance à ces fongosités qui sont bien la signature d'une inflammation chronique. Elles n'accompagnent pas seulement la suppuration, elles l'entretiennent; il n'est donc pas étonnant, pendant l'acte opératoire, de constater que ces fongosités baignent complètement dans le pus.

Elles sont constituées par des glandes dilatées, à cavité agrandie, avec irritation épithéliale : le stroma est infiltré de leucocytes : les vaisseaux eux-mêmes sont enflammés. Sur la surface de coupe, on aperçoit, à leur base, une large nappe sanguine, hémorragie faite au cours de la section : là est la cause de cet abondant écoulement sanguin, au cours de l'intervention chirurgicale, signe très précieux, encore, pour le diagnostic de sinusite syphilitique. Sous l'influence du traitement spécifique, subi avant l'opération, cette hémorragie devient moins considérable, ainsi que le démontrent les deux observations suivantes (obs. X et XI). Ces fongosités peuvent aussi subir la dégénérescence graisseuse et disparaître.

OBSERVATION X (personnelle).

M. R..., dessinateur aux Colonies, vient à la clinique d'oto-rhino-laryngologie de la Faculté, le 31 octobre 1913. Il est malade depuis février 1907.

A cette époque, à la fin d'une sieste, il ressentit subitement des douleurs de tête et s'aperçut, quelques jours après, que son haleine était fétide et qu'il mouchait beaucoup. Des lavages de nez à l'eau oxygénée ne l'améliorèrent pas ; le malade mouche toujours du pus depuis ce moment.

A l'examen, on constate que son sinus maxillaire gauche s'éclaire très mal ; pus dans le méat moyen gauche ; rien du côté de la muqueuse nasale.

Ponction gauche : muco-pus peu abondant et très fétide ; pommade mentholée et fumigations.

Des ponctions sont faites deux fois par semaine ; chaque fois elles ramènent du pus véritable, excessivement fétide.

La réaction de Wassermann, faite le 11 novembre, est positive ; le traitement bi-ioduré est institué dès ce jour, mais il n'amène aucune amélioration. Aussi le malade est-il opéré le 8 décembre, par M. le professeur Moure. Cure radicale : après anesthésie cocaïnique, dès l'ouverture de la fosse canine, on tombe sur une nappe de pus

abondant et d'odeur repoussante. Le sinus est rempli de fongosités.
Le malade saigne peu. L'os n'est pas atteint.

11 décembre, M. R... présente un léger gonflement non douloureux
de la région maxillaire gauche, il n'a pas souffert après l'opération.
La gaze iodoformée est toujours dans la cavité.

OBSERVATION XI (inédite).

M. A..., 28 ans, entre à l'Hôpital du Tondu le 21 mars 1912; il
souffre depuis un an de sinusite maxillaire double, traitée par les
ponctions. Ayant eu, jadis, des accidents spécifiques, il est soumis
au traitement mercuriel.

L'amélioration fut illusoire; le malade continua à souffrir et à
moucher un pus très fétide.

Le traitement spécifique, n'ayant donné aucun bon résultat depuis
plusieurs mois qu'il est suivi, le malade se fait opérer le 23 mars.

A droite, paroi antérieure très dure; ostéite sinusienne profonde,
l'os saigne peu abondamment. La cavité est tapissée de fongosités
très adhérentes.

A gauche, on tombe sur une cloison osseuse saignante; sinus très
fongueux; la cloison est enlevée; on fait le curettage de la cavité.

Le traitement mercuriel est institué. Guérison en vingt-cinq jours.

Ces fongosités ont ordinairement leur siège sur la partie la
plus reculée de la paroi interne ou nasale, au voisinage de l'hiatus naturel, dans les anfractuosités du plancher correspondant
aux saillies alvéolaires des molaires, enfin sur la partie externe
de la paroi antérieure.

Dans la forme osseuse, les lésions sont, soit consécutives à
l'ulcération d'une gomme, soit produites par le sinus syphilitique d'emblée ou par extension de processus ostéitiques voisins.
Il se fait alors une infiltration de l'épaisseur de l'os : les canaux
de Havers sont dilatés, remplis de suc gélatineux, rose, puis
jaunâtre; l'os est rouge, saignant : de la face profonde du
périoste se détache une série de vaisseaux embryonnaires qui

pénètrent l'os de toute part. L'hémorragie osseuse, produite par le curettage, est encore une caractérisque de cette ostéite spécifique.

Pour ce qui est des relations entre l'affection de la muqueuse et l'os, Sänger n'admet pas que l'ostéite soit consécutive à l'infection muqueuse. Il croit que le degré d'infiltration de la muqueuse nasale est toujours conforme à son intensité et à son pouvoir de prolifération et que, par conséquent, les os ne peuvent jamais être infectés par la muqueuse. Cependant il peut exister une affection osseuse secondaire, due à l'ulcération progressive de la muqueuse: c'est celle produite par la fonte de la gomme, et c'est cette seule théorie qu'admet Störk.

La cavité sinusienne n'est pas épargnée non plus par les processus d'ostéite condensante : ceux-ci peuvent dépasser les limites et produire, à la surface de l'os, des saillies exhubérantes osseuses ou ostéophytiques. Chez un malade, opéré par M. le professeur Mouro, ces formations ostéophytiques occupaient toutes les parois du sinus et saignaient abondamment à la section. •

Dans la forme nécrosante, les lésions osseuses, ayant suivi leur cours, aboutissent à la nécrose et alors se formeront des séquestres, preuve indiscutable de l'origine syphilitique du processus pathologique sinusien, seule preuve même de cette origine, avant la connaissance de la réaction de Wassermann.

Au point de vue pratique, voici résumés, par ordre de gravité évolutionnelle, les principaux caractères offerts par un sinus maxillaire chronique atteint par la syphilis :

Fongosités tapissant l'intérieur de l'antre; pus inondant ces fongosités; hémorragie abondante pendant l'acte opératoire rendant l'hémostase très difficile; os rouge, saignant, rugueux, avec points d'ostéite; os atteint d'ostéite nécrosante; présence de séquestres dans la cavité; parfois productions ostéophytiques nombreuses.

CHAPITRE IV

Symptomatologie.

Les symptômes principaux des antrites chroniques syphilitiques sont les suivants :

Au point de vue subjectif, la douleur, assez forte, existant presque toujours, à siège fronto-sus-orbitaire, peut être provoquée ou spontanée : cette dernière revêt une forme sourde (poids dans le crâne), une forme lancinante, une forme ostéocope.

L'écoulement du pus est peu abondant; ce pus est verdâtre, très fétide, bien lié; on y rencontre parfois des grumeaux caséeux, ou des membranes formées de tissu conjonctif sous-muqueux ou périosté. Ces symptômes ne s'améliorent pas par les ponctions suivies de lavages. Enfin, un séquestre peut être éliminé provenant d'une des parois du sinus.

Au point de vue objectif, on constate que la muqueuse du meat moyen est rougeâtre, infiltrée.

La diaphanoscopie nous permet d'apercevoir un sinus très sombre, à frange sous-orbitaire prononcée.

Les symptômes, tant subjectifs qu'objectifs, des sinusites maxillaires chroniques syphilitiques ont beaucoup d'analogie avec ceux des autres sinusites : cependant quelques-uns en sont nettement distincts et permettent de faire le diagnostic certain de sinusite spécifique.

Étudions d'abord les symptômes subjectifs.

De tous ceux-ci, le plus constant est la douleur. Chez tous nos malades elle a existé : chez les uns, elle était assez intense pour apporter une certaine gêne au travail; chez d'autres, elle se montrait moins vive, mais appréciable.

Elle est : a) *Spontanée :* elle siège le plus souvent dans la région sus-orbitaire correspondant au sinus atteint; elle s'exagère par les mouvements de rotation de la tête, l'inclinaison de cette dernière en avant; le repos horizontal la calme rarement; elle est en rapport direct avec un enchifrènement nasal intense. Elle est tantôt de forme céphalalgique, se manifestant alors par exacerbations intermittentes, s'irradiant dans une moitié de la région crânienne; tantôt elle donne une sensation de pesanteur, de « poids dans le crâne », cela sans participation aucune des sinus frontaux; cette douleur est peu forte; elle est sourde, gênante; elle retentit sur le globe oculaire qui semble éprouver un état de tension anormal.

Tantôt elle présente le caractère des douleurs ostéocopes. Ces phénomènes douloureux sont rarement calmés par les anti-nervins.

Pour comprendre la pathogénie de ces phénomènes douloureux, il suffit de se rappeler les rapports étroits du massif maxillaire supérieur avec le trijumeau; une de ses branches, le nerf sous-orbitaire, traversant la paroi supérieure ou orbitaire de l'antre dans le conduit orbitaire, n'est séparé de la cavité highmorienne que par une lamelle papyracée, souvent déhiscente par places : les rameaux qui en émanent (nerfs dentaires antérieurs) se placent dans l'épaisseur de la paroi jugale, infiltrée par le processus syphilitique. D'une part, donc, l'inflammation, chroniquement permanente, des tissus muqueux et osseux, de l'autre l'excès de tension des liquides purulents de l'antre, irriteront ces branches nerveuses et produiront ces douleurs si pénibles pour le patient.

b) *Provoquée*. On la fait naître en exerçant, avec l'index, une légère pression dans l'angle supéro-interne de l'orbite, à la racine du nez; cette douleur manque rarement.

Moins fréquemment observé est le point douloureux malaire; il existait cependant dans ce cas intéressant (Obs. XII).

OBSERVATION XII (personnelle).

Marie D..., 30 ans, ménagère, vient consulter M. le professeur Moure le 23 mai 1913. Elle se plaint d'être gênée pour respirer et d'être obligée de se moucher très souvent dans la journée pour ne pas souffrir de la tête.

L'examen des fosses nasales nous fait constater à droite l'existence d'un polype dont on fait l'ablation le 31 mai.

Pas de lésions spécifiques. Dents cariées.

Le 1er juillet, la malade est inquiète de cracher, le matin au réveil, assez abondamment.

A l'examen rhinoscopique antérieur, présence de mucus dans le méat moyen droit; muqueuse nasale légèrement rougeâtre, sans infiltration.

A la diaphanoscopie, le sinus droit s'éclaire très mal; à gauche, la frange sous-orbitaire est un peu sombre. Une ponction droite, suivie de lavage, ramène un liquide sanguinolent avec quelques bouchons de muco-pus. Des injections au menthol-borate de soude sont prescrites.

Le 15 juillet, la malade se plaint de sensation de pesanteur dans la région frontale droite; elle mouche assez souvent, mais peu chaque fois; une ponction droite est faite qui fait sourdre un muco-pus assez abondant et fétide.

Le 29 juillet, nouvelle ponction, même résultat.

La malade se plaint de céphalées frontales plus tenaces qu'auparavant; quelques légères douleurs spontanées et provoquées dans le massif maxillaire supérieur et au niveau des molaires; une pression légère dans la région susorbitaire fait naître une sensation douloureuse désagréable. Pas d'exophtalmie. Pas de névralgie faciale.

Quatre ponctions en septembre, quatre en octobre donnent issue à un muco-pus toujours identique; aucune amélioration par ce traitement, dans ces symptômes subjectifs.

Les 21, 28 octobre, deux ponctions ramènent du pus peu abondant, mais très fétide, avec quelques blocs caséeux; la malade se plaint de la fétidité de son haleine.

Les 4, 11 novembre, ponction; même résultat; les blocs caséeux ont disparu.

Le 25, nouvelle ponction; devant la persistance de l'écoulement, la malade est envoyée à l'hôpital du Tondu, dans le service de M. le professeur Moure, pour y subir la cure radicale de son affection. Le jour de son admission à l'hôpital, l'examen de son sang donne une réaction de Wassermann positive.

Le 27 novembre, opération : anesthésie à la cocaïne dans le domaine des nerfs sous-orbitaire, palatin antérieur, dans la région alvéolaire et dans le méat inférieur droits. Paroi antérieure du sinus assez dure; sinus très grand. A l'intérieur, fongosités tapissant le plancher et la paroi antéro-externe; vaste recessus postéro-supérieur; abondante hémorragie; l'os n'est pas atteint.

29 novembre : Le traitement spécifique, sous forme de solution bi-iodurée, est institué. La malade se plaint de lourdeur de tête depuis l'opération.

Le 1ᵉʳ décembre, gonflement léger et douloureux de la région maxillaire; les douleurs de tête ont disparu. Plaie gingivale en bonne voie de cicatrisation.

La malade nie tout accident spécifique; cependant elle se rappelle avoir eu, il y a huit ans, une angine; les cheveux, depuis cette époque, sont tombés en abondance.

Elle a eu deux enfants : l'aînée, âgée de 10 ans, très bien portante; la deuxième, âgée de 8 ans, a présenté à sa naissance, sur la face, le cou et le thorax, des plaies, à type ulcéreux, sanieuses, qui ne guérirent qu'à l'âge de deux ans; à cette époque, l'enfant eut une paralysie du membre inférieur droit, que le traitement électrique et les massages améliorèrent beaucoup; actuellement elle peut marcher, mais avec quelque difficulté.

10 décembre : La malade va bien; on a retiré, depuis quelques jours, la gaze iodoformée. Elle mouche très peu (1 à 2 fois par jour). Toute douleur a disparu. Le gonflement de la région maxillaire n'existe plus. On fait des lavages du sinus.

12 décembre : La malade est sortie de l'hôpital; elle devra continuer ces lavages sinusiens et prendre la solution mercurielle dont la formule lui a été donnée.

L'écoulement de pus par la fosse nasale correspondante existe dans toute sinusite chronique : mais, dans les syphilitiques, il acquiert des caractères spéciaux qui permettent, lorsqu'ils sont bien nets, de porter le diagnostic d'antrite spécifique.

Il est peu abondant, vient par poussée le matin, au réveil.

Il est bien lié, de coloration jaune-verdâtre : son odeur est très fétide et détermine chez le malade une cacosmie subjective dont il ne cesse de se plaindre au médecin : ce pus est, en effet, reproduit au fur et à mesure de son écoulement au dehors par les granulations, les fongosités qui tapissent l'antre : comme cet écoulement ne se fait que par trop plein, ce pus, bien lié, séjournant dans le sinus, y subit des fermentations actives et acquiert ainsi sa fétidité toute particulière.

Un autre caractère très important réside dans l'apparition d'une « mèche » spéciale, qui se mélange au pus et sur laquelle Veillard, en 1905, a attiré spécialement l'attention : cette mèche apparaît, ordinairement, à la suite de l'institution du traitement spécifique : elle peut être expulsée, aussi, avant que la thérapeutique antisyphilitique n'ait été commencée. Cette membrane, semblable à une mèche de coton, est résistante, assez grande : l'eau ne la désagrège pas; agitée dans un tube avec de l'eau salée physiologique, dans laquelle on a mis quelques gouttes de picro-carmin, elle apparaît, après le repos, sous forme de couche rosée au fond du tube; examinés au microscope, ces dépôts rosés nous représentent des faisceaux de tissu conjonctif, joints à de nombreux leucocytes. Étant donné sa constitution histologique, cette membrane résistante provient de l'élimination d'une portion du tissu conjonctif sous-muqueux ou périosté : elle a donc, ici, la même valeur que l'expulsion d'un séquestre.

On rencontre également, dans ce pus, des amas caséeux grisâtres, très fétides, s'écrasant sans difficulté sous le doigt; mais ces grumeaux n'auraient pas toute la valeur diagnostique qu'on veut leur attribuer; dans le chapitre du « Diagnostic », nous verrons ce que l'on doit en penser.

Nous n'avons pas eu l'occasion de rechercher la présence possible de spirochètes et de tréponèmes dans ce pus.

Dans le pus de deux de nos malades, nous avons observé des éléments microbiens; c'étaient ceux des suppurations antrales ordinaires (streptocoque, staphylocoque, diplocoque).

Très importante aussi et assez fréquente est l'élimination d'un séquestre, provenant de la cavité maxillaire.

Communs à toutes les sinusites sont la gêne respiratoire éprouvée par le malade et l'enchifrènement nasal ; dans les sinusites syphilitiques, ce dernier symptôme est plus tenace et plus accentué.

Tous ces symptômes subjectifs sont unilatéraux ; autre caractère, encore, de la syphilis antrale.

Abordons maintenant l'étude des symptômes objectifs qui sont, presque tous, ceux des antrites ordinaires.

A l'examen direct du malade, rien de spécial, si ce n'est parfois, comme dans l'observation XIII suivante, un peu de gonflement de la région malaire : quelquefois aussi empâtement des os propres du nez.

OBSERVATION XIII

Richet.

Homme, âgé de 35 ans, cordonnier. Accident primitif à 25 ans ; la syphilis à déterminé, ensuite chez lui, des céphalalgies assez fortes et de la roséole. Il a interrompu son traitement peu de temps après. Il y a dix-huit mois, il a éprouvé à la face des accidents qui n'ont pas été rattachés à l'infection syphilitique : tuméfaction du côté droit de la figure ; exophtalmie nette à droite. On a diagnostiqué une dacryo-cystite.

A l'examen de cet homme, on constate que le côté droit de la face est sensiblement plus volumineux que le côté gauche ; la fosse canine droite est comblée ; si l'on passe le doigt dans le sillon gingival, on sent la paroi antérieure du sinus proéminente et cédant sous le doigt. Les dents ne sont pas ébranlées. Mais la paroi palatine présente de l'empâtement, ainsi que la paroi orbitaire. On peut donc affirmer que le point de départ n'a pas été une carie dentaire.

Si on examine ensuite la fosse nasale du côté droit, on trouve la narine obstruée presque complètement. Le courant d'air, très faible, qui y passe encore, est d'odeur infecte. Par la narine, on ne peut rien découvrir de plus ; si l'on recourbe en crochet le doigt introduit dans la bouche, de façon à le faire passer par l'orifice des fosses nasales postérieures, on trouve le côté gauche libre; mais, du côté droit, on sent quelque chose de dur, inégal, irrégulier, qui m'a paru être un corps étranger, un séquestre tombé sur le plancher des fosses nasales.

Nous avons donc affaire à une suppuration du sinus maxillaire dont nous allons avoir à reconnaître la cause et l'origine. Elle est concentrée dans le sinus; elle fait saillir la face. La chute du cornet moyen a cependant amoindri la suppuration sinusienne, qui n'a plus autant repoussé les parois du côté des joues, ni du côté de l'orbite.

En présence de ces symptômes, nous avons porté le diagnostic d'ostéo-périostite maxillaire ayant entraîné des phénomènes de sinusite maxillaire chronique.

Soupçonnant la nature syphilitique de cette affection, nous avons institué le traitement mixte (mercure et iodure de potassium); l'amélioration, qui en a résulté, a été douteuse et insignifiante. Nous sommes donc réduits à pratiquer une opération pour débarrasser le malade de cette suppuration intolérable.

Le sinus maxillaire a été ouvert à son point le plus déclive, au sommet de ce triangle renversé qui correspond à la deuxième molaire.

Le traitement spécifique, institué de nouveau dans la suite, a amené la cessation des symptômes et, au bout de quelque temps, le malade pouvait se considérer comme guéri.

Le facies est ordinairement normal et rien ne fait soupçonner l'existence d'une sinusite chronique.

La rhinoscopie antérieure nous permettra de constater l'existence de pus dans le méat moyen, dont la muqueuse rougeâtre empâtée, infiltrée, ne subit pas de rétraction sous l'effet de la cocaïne.

Nous pourrons découvrir des lésions nasales spécifiques qui nous permettront de penser à une localisation syphilitique sinusienne.

A la diaphanoscopie, la translumination du sinus est supprimée; ce signe (de Hering) n'a, dans cette symptomatologie, que l'avantage de dévoiler une inflammation antrale chez des malades porteurs de lésions nasales pouvant faire hésiter sur l'interprétation de ces phénomènes morbides.

Cependant, le sinus maxillaire syphilitique est toujours très sombre, même après les lavages; ce fait s'explique par l'infiltration profonde du tissu osseux par le pus et aussi par l'épaississement de ses parois osseuses.

Les signes de Garel, Wohsen-Davidson, ne sont pas plus probants en faveur de la syphilis; ils se rencontrent dans toutes les antrites.

Les symptômes objectifs, on le voit, sont les mêmes que ceux des sinusites ordinaires; ils nous renseignent fort peu sur la syphilis antrale. Nous ne devons, en quelque sorte, ne rien attendre d'eux pour établir notre diagnostic de spécifité sinusienne.

CHAPITRE V

Diagnostic.

Le diagnostic ne peut se faire qu'avec l'aide de la réaction de Wassermann; celle-ci, positive, confirmera la valeur des symptômes.

La sinusite maxillaire chronique ordinaire (de cause grippale ou dentaire) est caractérisée par un pus moins épais, moins fétide; elle cède généralement après quelques lavages ou alors ne donne pas des désordres comparables à ceux des antrites syphilitiques.

Dans la sinusite maxillaire caséeuse, on rencontre des grumeaux caséeux, mais leur formation disparaît après quelques lavages; de plus, elle n'est pas améliorée par le traitement spécifique. Dans cette forme, pas d'expulsion de membrane conjonctive, pas d'élimination de séquestres.

La tuberculose du sinus offre des symptômes d'altération générale prononcés : on trouve des bacilles de Koch dans le pus; forme rare.

Le cancer du sinus pourrait, à son début, en imposer pour une sinusite maxillaire chronique, mais l'écoulement du pus est plus tardif, peu abondant, plutôt séropurulent que caséeux ou très lié, peu odorant.

Les corps étrangers des fosses nasales donnent une symptomatologie ressemblant assez à celle des antrites syphilitiques, mais leur extraction supprime tous les symptômes.

Nous ne parlerons pas du diagnostic de l'infection sinusienne à la période secondaire de la syphilis.

Comme nous l'avons déjà établi, les lésions ont vite disparu grâce au traitement que le malade, impressionné par l'accident primitif ou la poussée roséolique, a suivi avec rigueur; les symptômes, d'ailleurs, correspondant à ces lésions, sont nuls.

Ceux de la sinusite maxillaire chronique tertiaire ne nous permettront pas à eux seuls d'établir le diagnostic.

Celui-ci est facile, si nous nous trouvons en présence de

délabrements muqueux ou osseux spécifiques qui expliquent, par eux-mêmes, l'infection sinusienne, produite suivant le mode de continuité.

Mais si ces troubles destructeurs manquent, nous serons très hésitants à porter un diagnostic.

Nous n'aurons pas chez tous nos malades l'expulsion d'une « mèche conjonctive », ni l'élimination d'un séquestre provenant d'une des parois du sinus. Les phénomènes douloureux pourront n'être pas intenses, la suppuration ne pas offrir les caractères de la suppuration ordinaire des antrites syphilitiques. D'autre part, les moyens d'exploration de la cavité antrale ne nous renseigneront pas sur la présence de fongosités à caractère spécial ni sur l'existence d'os dénudés.

Si donc quelques-uns des symptômes font défaut, le diagnostic de sinusite syphilitique ne pourra être certifié que par le résultat positif de la réaction de Wassermann.

On aura donc affaire à une sinusite maxillaire chronique syphilitique toutes les fois que, avec un Wassermann positif, la symptomatologie présente quelques-uns des caractères propres à ces sortes d'antrites.

Avec quelles affections sinusiennes pourrons-nous confondre cette sinusite maxillaire spécifique?

Avec la sinusite maxillaire chronique ordinaire. Mais ici la douleur est rare : en tout cas, elle n'est jamais extrêmement vive; elle cède ordinairement aux lavages diaméatiques; la carie dentaire supprimée, le coryza amélioré, elle disparaît généralement. Sa persistance doit être attribuée à des processus d'ostéite simple ou diffuse, qui, ainsi qu'on le constate à l'opération, n'ont pas les caractères (os saignant, très rouge) de l'ostéite syphilitique.

Ces douleurs se manifestent également au cours de poussées aiguës; elles se confondent, alors, avec celles de la carie dentaire ou des autres causes de chronicité non spécifique.

L'écoulement du pus est plus abondant; le pus est plus séreux, moins lié, moins adhérent. Il est aussi moins fétide; en effet, par sa grande quantité, par son état plus liquide, il s'écoule

avec plus de facilité au dehors. Cette absence de rétention expli-
quera la non fermentation de ce pus à l'intérieur du sinus.

Pas d'élimination de séquestre.

Ces états inflammatoires chroniques sont étroitement liés à
un Wassermann négatif.

Enfin, l'intervention chirurgicale viendra confirmer le diagnostic. Nous trouverons bien une muqueuse plus ou moins épaissie,
se laissant décortiquer assez facilement, bourgeonnante, parfois
même une altération de la paroi osseuse, soit par ostéite simple,
soit par ostéite fongueuse, mais jamais nous ne trouverons ces
abondantes hémorrhagies, dues à la section des vaisseaux dilatés
des fongosités ou à celle des canaux de Havers, caractère si
propre aux sinusites maxillaires chroniques spécifiques. Jamais,
ici, la présence d'os très rouge, de gomme ulcérée.

La sinusite maxillaire caséeuse chronique présente bien des
symptômes analogues à ceux des antrites syphilitiques, suppuration, fétidité, unilatéralité, absence de transparence par
l'éclairage endo-nasal; dans les deux affections, il y a rejet de
blocs caséeux, caillebotés, grisâtres, auxquels Lubet-Barbon et
Furet attachaient la plus grande valeur pour le diagnostic de
spécificité.

Luc admet, au contraire, que la rhinite caséeuse peut très
bien traduire une sinusite caséeuse. « Dans les antrites récentes,
indépendantes de toute carie dentaire, le pus se montre bien
lié, mais la suppuration persistant pendant plusieurs mois, il
change de consistance, devient adhérent et chargé de grumeaux;
parfois même, il se concrète sous forme d'amas caséeux ».

M. le professeur Moure conteste la valeur de ces blocs caséeux
pour le diagnostic de syphilis. Ils en auront une sérieuse s'ils
sont éliminés en même temps qu'un séquestre.

Le doute est donc possible lorsque ces seuls symptômes existent; il ne l'est plus lorsque ces blocs coexistent avec des lésions
nasales spécifiques, un Wassermann positif, ou lorsqu'ils sont
expulsés à la faveur du traitement spécifique (Veillard), pierre
de touche de la syphilis, comme le rapporte l'observation ci-
après :

OBSERVATION XIV

VIEILLARD

Femme, 28 ans, atteinte de suppuration nasale unilatérale depuis plusieurs mois à la suite de l'avulsion d'une dent cariée.

Douleur légère à la pression frontale.

La muqueuse nasale est gonflée et recouverte de pus venant du méat moyen.

L'éclairage montre une obscurité fronto-maxillaire des plus nettes.

Le lavage diamétique ramène du pus mal lié, très odorant, rempli de grumeaux purulents. Réapparition du pus, vingt minutes après le lavage, dans le méat moyen.

Je procède à l'examen du pus de la façon suivante : du pus pris à la pince dans le méat moyen est mis dans un tube avec de l'eau salée au titre physiologique et je joins quelques-uns des grumeaux purulents ramenés par le lavage du sinus maxillaire; j'ajoute quelques gouttes de picrocarmin et je secoue énergiquement le tube, maintenu fermé par la pulpe du pouce. Quand la dissociation est suffisante je laisse reposer. J'obtiens, ainsi, une couche rosée déposée au fond du tube et c'est là que je puise à la pipette pour faire les préparations. Celles-ci, examinées au microscope, montrent, dans un champ uniforme, de gros globules de pus et, çà et là, des faisceaux de tissu conjonctif très faciles à reconnaître.

A la suite de cet examen positif, l'interrogatoire de la malade a été refait et j'ai vu le médecin. Mais rien, dans ses antécédents, ne peut faire penser à la syphilis.

Pourtant la malade est soumise au traitement spécifique par l'emploi de sirop bi-ioduré et guérie en deux mois. Je fus encouragé à continuer le traitement par l'apparition de *blocs caséeux dans le mouchage*, au dixième jour de ce traitement. Ici, ces blocs furent mouchés en quantité invraisemblable.

Dans la sinusite chronique caséeuse, l'obstruction nasale est moins prononcée, moins tenace. L'écoulement de pus et l'expul-

sion de blocs caséeux disparaissent au bout de quelques
lavages.

La tuberculose du sinus maxillaire se manifeste par des douleurs assez violentes dans le massif maxillaire supérieur : pus
peu abondant, dans lequel le microscope aperçoit des bacilles
de Koch. Altération prononcée de l'état général.

La syphilis externe du sinus est caractérisée par de l'empâtement douloureux du maxillaire supérieur, avec sensation de tension au niveau de la joue : le rebord alvéolaire peut être sensible.

Dans le cas de corps étranger d'une fosse nasale, il existe un
écoulement purulent, fétide, avec rejet de magma caséeux assez
abondant. La muqueuse sera fréquemment épaissie et fongueuse.
Mais ici, rien de spécial à la diaphanoscopie ; les sinus sont
clairs ; après nettoyage de la fosse nasale, on rencontrera, à l'aide
du stylet, le corps étranger que l'on extraira ; les phénomènes
purulents disparaîtront avec lui.

Le cancer du sinus se caractérise :

a) Dans sa période latente, par un gonflement plus ou moins
considérable des parties molles de la joue, par l'apparition tar-
dive des douleurs, de l'écoulement séro-purulent, par des épis-
taxis ; le pus est peu odorant.

b) Dans sa période gangréneuse, le stylet reconnaît dans le
sinus des masses molles, très fétides : on n'est mis sur la voie
du diagnostic que par l'envahissement des ganglions, l'atteinte
profonde de l'état général et à un stade plus avancé encore, par
le gonflement de la région orbitaire, l'exophtalmie, l'ébranlement des dents du maxillaire supérieur. Ce cortège de symptômes ne nous laissera aucun doute sur le diagnostic de cancer.

CHAPITRE VI

Pronostic. Traitement.

Le pronostic varie avec le degré de l'évolution de la sinusite et suivant que le malade a ou n'a pas été traité par le mercure.

Si les lésions sont avancées, le traitement spécifique évitera leur plus grande extension. Si elles sont moins accusées, il aboutira, dans certains cas, à la guérison; dans d'autres cas, il préparera un terrain meilleur pour l'intervention chirurgicale.

Le traitement est médical ou chirurgical.

Le traitement médical est :

    a) *Local :* Il consiste en ponctions, suivies de lavage du sinus avec une eau légèrement cyanurée.

    b) *Général :* C'est le traitement antisyphilitique lui-même.

Le traitement chirurgical vise surtout le curettage de la cavité, afin de la débarrasser de toutes les causes de suppuration. Diverses méthodes ont été présentées. Celles de Claoué, Rethi, Mahu et Vacher, qui succèdent à celle de Siebenmann, celles de Caldwell-Luc et de Denker.

Nous préférerons à tous ces procédés celui de Caldwell-Luc, qui, par le curettage minutieux de la cavité et par les résultats qu'il a donnés (90 p. 100 de guérison), a l'avantage de prévenir toute récidive. Pour que le succès opératoire soit complet, il faut que le traitement mercuriel lui soit associé avant et après l'opération.

Le pronostic de la sinusite maxillaire chronique varie selon qu'elle a ou n'a pas subi le traitement spécifique, selon aussi qu'elle est arrivée à un stade plus ou moins avancé de son évolution.

La cause de l'affection, la syphilis, n'a jamais été traitée : la sinusite pourra rétrocéder, suivant les bizarreries fréquentes de l'infection par le tréponème : on voit, en effet, souvent une gomme du tissu cellulaire de l'avant-bras, une gomme du tibia, regresser *sponte sua* sans le secours de la thérapeutique spécifique. Il peut donc en être de même pour une gomme du sinus maxillaire qui, par sa résorption simple, ne donnera lieu à aucun trouble destructeur.

Mais souvent, hélas, la gomme suit son évolution normale et arrive au stade de fonte, d'ulcération; elle ne guérira pas d'elle-même, sans amener des désordres sérieux; elle aboutira à la perforation de la voûte palatine (Obs. VI), à la fistulisation, tel le cas de l'observation XV.

OBSERVATION XV

NEUFELD.

Homme, âgé de 34 ans, ayant contracté la syphilis il y a huit ans; il présente actuellement un léger gonflement de la joue droite; pas de douleurs spontanées ou provoquées. Le malade a un goût de pus dans la bouche.

À l'examen des fosses nasales, on constate une muqueuse rougeâtre, légèrement indurée, au niveau du méat moyen droit; pus dans ce méat. Dans la fosse canine droite, on aperçoit une fistule grosse comme une tête d'épingle, entourée de fongosités. Avec un stylet, on pénètre dans le sinus : on sent que l'os est légèrement carié autour de l'orifice.

Sur le palais osseux, on constate une gomme non ulcérée; on prescrit du mercure et de l'iodure de potassium. On fait un curettage du sinus; le traitement est suivi très régulièrement; ce malade est complètement guéri au bout de deux mois et de sa suppuration sinusienne et de sa fistule buccale.

Elle pourra amener la destruction de la paroi antérieure du sinus : tel le cas relaté par Anthelme Combe, d'une femme, âgée de 40 ans, présentant des phénomènes antraux spécifiques non soignés : cette malade élimina la paroi antérieure de son sinus droit et plus tardivement la partie antérieure des os palatins.

Ce sont là de fâcheux résultats à jamais irréparables.

Quant aux symptômes subjectifs, ils seront de jour en jour plus prononcés ; les douleurs sus-orbitaires ne diminueront pas dans leur intensité ; le pus deviendra de plus en plus fétide ; enfin le malade n'éprouvera aucune amélioration à la suite des ponctions, suivies de lavages de la cavité. Enfin ce pus, souvent dégluti, passant dans le tube digestif, déterminera une perte d'appétit notable, un amaigrissement appréciable ; cette déglutition, en effet, amène, à la longue, une intoxication putride (pouvant parfois amener, dans l'intestin, une inflammation chronique des plaques de Peyer), ainsi que l'a observé Richet (Obs. XIII) et nous-même sur le malade de l'observation suivante (Obs. XVI).

OBSERVATION XVI (personnelle).

Fernand T..., serrurier, âgé de 26 ans, est venu, le 28 février 1913, à la clinique de M. le professeur Moure, se consulter pour un herpès de l'entrée des fosses nasales qui se présentait sous forme d'une croûtelle, de la dimension d'un gros pois, non sanieuse, s'enlevant facilement par le râclage, mais saignant chaque fois, indolore, datant, aux dires du malade, depuis l'âge de quatorze ans ; une pommade au goudron, ordonnée, n'amena aucune amélioration.

Il revint nous voir, le 15 juillet, se plaignant de symptômes sinusiens très nets. Le 7 juillet, il avait ressenti des douleurs crâniennes pongitives, d'abord peu vives, puis assez intenses auxquelles s'ajoutèrent de violents maux de tête particulièrement tenaces et aigus dans la région temporo-frontale droite : ces douleurs n'étaient nullement calmées par le repos horizontal.

Le malade précise que ces douleurs avaient des exacerbations notables, dans la soirée principalement. A cette époque, il s'aperçoit qu'il mouche beaucoup de pus jaunâtre, contenant des filaments, sans grumeaux ; trois ou quatre mouchoirs sont chaque jour salis.

La diaphanoscopie, le 15 juillet, nous montre les deux sinus maxillaires obscurs, principalement le droit.

A l'examen rhinoscopique droit, on aperçoit du pus dans le méat moyen ; légère rougeur de la muqueuse à ce niveau. Rien à gauche.

A la rhinoscopie postérieure, traînée de pus peu abondante.

La pression, au niveau de l'os malaire, provoque une sensation désagréable plutôt que douloureuse. La pression de l'angle supéro-interne de l'orbite droit n'est pas douloureuse.

Une ponction diaméatique double donne issue à un pus peu abondant et fétide à droite; rien à gauche.

Le 18 juillet, ponction droite; issue de pus et de mucus fétides, abondants; une pommade cocaïno-mentholée et des fumigations lui sont ordonnées.

Le 22, le 29 juillet, ponction droite qui ramène un liquide trouble.

En août, quatre ponctions donnent issue à des bouchons de muco-pus, fétide. Les 2 et 16 septembre, une ponction droite donne un pus liant fétide, sans grumeaux, peu abondant; la région malaire droite est gonflée; le malade éprouve de la tension oculaire et se plaint de douleurs sus-orbitaires droites.

Le malade fut envoyé à l'hôpital du Tondu pour y recevoir des soins plus suivis. Le 17 septembre, une ponction double lui est faite, muco-pus de mêmes qualité, quantité et odeur. Pour des raisons personnelles, il sort de l'hôpital le 24 septembre, éprouvant encore des maux de tête, crachant beaucoup, principalement le matin au réveil.

Le malade revient nous voir le 10 octobre, non amélioré depuis sa sortie de l'hôpital. Il a rendu, par les fosses nasales, des grumeaux caséeux, petits et très fétides pendant une huitaine de jours. Les sinus s'éclairent toujours mal; on cesse les ponctions et on fait continuer le traitement (pommade et fumigations).

Le 6 octobre, ponction droite : pus épais, verdâtre, fétide, peu abondant. Le malade dit avoir maigri depuis un mois.

Le 7 novembre, le malade mouche toujours du pus; les céphalées frontales persistent toujours; la réaction de Wassermann est faite ce jour-là : résultat positif; une solution bi-iodurée est prescrite.

Le 25 novembre, le malade mouche davantage; le pus est cependant moins fétide, moins lié, verdâtre; les céphalées existent toujours, mais sont moins violentes.

A la rhinoscopie, cornet inférieur gauche très gros; à droite, muqueuse nasale infiltrée, pus dans le méat moyen. A la diaphanoscopie, sinus maxillaire droit sombre; le gauche est normal.

Ponction double : rien à gauche, un peu de muco-pus à droite.

Le 3 décembre, le malade a suivi très régulièrement le traitement antisyphilitique qui a amené, chez lui, une très grande amélioration. Les douleurs orbito-frontales ont disparu; le malade ne mouche presque plus, une ou deux fois par jour.

Son appétit, disparu depuis un mois et demi, est maintenant redevenu normal.

Une ponction double est faite cependant; elle ne ramène absolument rien.

Le malade peut être considéré comme guéri; néanmoins, on lui conseille de prendre, chaque deux mois, la solution bi-iodurée prescrite.

Quel sera le pronostic de ces sinusites traitées par la thérapeutique antisyphilitique?

Si les lésions sont très avancées (ostéite, nécrose), le traitement pourra empêcher des destructions plus intenses, mais il ne guérira pas les délabrements produits.

Si elles n'ont pas atteint une gravité aussi grande, si elles se traduisent par les symptômes, en somme peu tapageurs, des sinusites chroniques spécifiques, le traitement agira, dans la plupart des cas, d'une façon favorable et aboutira à la guérison.

Il est certain cas, cependant, où le traitement spécifique n'agit que médiocrement sur les lésions existantes : l'intervention chirurgicale doit, alors, lui être associée, ainsi que nous l'étudierons dans quelques instants.

Quel est donc le traitement de ces sinusites maxillaires chroniques spécifiques?

Il est médical et chirurgical.

Le traitement médical s'adresse à la sinusite elle-même et à la diathèse.

Le traitement local est le même que celui des sinusites chroniques ordinaires. Le malade introduira, chaque soir, dans la fosse nasale, correspondant au sinus atteint, de la pommade mentho-cocaïno-adrénaline qui agira comme antiphlogistique : celle, conseillée par M. le professeur Moure, a pour formule :

Vaseline . . . . 15 grammes.
Chr. de cocaïne 0,25
Menthol pulvérisé. 0,05
Adrénaline au 1.000° . . . . VI gouttes.

Seront également prescrites, agissant de la même façon, des fumigations aromatiques (benjoin, eucalyptus, menthol, etc).

Mais le traitement local consiste, surtout, en lavages bi-hebdomadaires du sinus malade. On pratiquera la ponction et le lavage, comme le préconise M. le professeur Moure : « La muqueuse, ayant été parfaitement nettoyée et anesthésiée à la cocaïne, légèrement adrénalisée, la pointe d'un trocart de petite dimension et aseptique est portée dans le tiers antérieur du méat inférieur sur la paroi de l'antre, c'est-à-dire sur la partie où l'os devient habituellement très mince. Faisant ensuite des mouvements de vrille, on pénètre assez facilement dans la cavité : le trocart retiré, la canule restant en place, il suffit de pousser une injection antiseptique tiède, au moyen d'un énéma ».

Si le pus très lié ne peut ainsi sortir, on perforera la paroi intersinuso-nasale, région du méat inférieur, avec deux trocarts placés côte à côte, en canon de fusil. L'injection, poussée dans un trocart, sortira par l'autre avec le pus.

Les antiseptiques employés sont nombreux : eau oxygénée, eau boriquée, eau légèrement phéniquée; mais, à tous ceux-là, nous préférons de l'eau bouillie à laquelle on aura ajouté une cuillerée à bouche (15 gr.) d'une solution de cyanure de mercure au millième.

Le traitement général est celui de toutes les manifestations syphilitiques.

Nous n'avons pu essayer l'action du dioxydiamidoarséno-benzol (606); chez nos malades, qui niaient tout accident syphilitique, il eut été délicat pour nous de leur dire la nature de l'injection qu'on leur aurait faite; deux, à qui nous l'avions proposée, ont refusé notre offre.

A la clinique d'oto-rhino-laryngologie de la Faculté, on emploie la solution suivante :

Biiodure d'hydrargyre.   0,15
Iodure de potassium. . . . .   15 à 20 grammes.
Eau.   300   »

dont le malade absorbe une cuillerée à bouche avant chaque
repas. M. le professeur Moure, se basant sur les cas traités par
cette solution, estime avec raison que l'ingestion des sels de
mercure par la voie buccale est bien supérieure, par ses résultats, à l'injection intra-musculaire de sels mercuriels solubles.
On peut ainsi ordonner telle préparation à son gré : sirop de
Gibert ou une préparation bi-iodée plus ou moins modifiée.

Comme nous avons, presque toujours, affaire à des lésions tertiaires, nous ajouterons, à ce traitement, l'absorption de 1 gr. 50
à 2 grammes d'iodure de potassium par jour.

Ce traitement hydrargyrique doit être institué dès le résultat
reconnu positif de la réaction de Wassermann; le plus souvent
il amènera la guérison de la sinusite et évitera ainsi l'ennui de
l'intervention chirurgicale.

Pendant les cinq ou six premiers jours du traitement, le
malade souffre de céphalées parfois intenses; il éprouve de
la tension du globe oculaire du côté du sinus malade : de plus,
l'enchifrènement nasal est très intense : trois ou quatre mouchoirs sont souillés par le pus et le malade, inquiet d'une telle
débâcle, vient nous demander si son affection ne s'aggrave pas.
Nous le rassurons, le priant de croire à la guérison prochaine.
Le traitement, suivi toujours régulièrement, amène en effet,
dans beaucoup de cas, une amélioration très sensible : les
céphalées disparaissent; le mouchage diminue; le pus est
transformé en mucus; dans ces cas heureux, au bout de un à
deux mois de traitement, le malade est totalement guéri de son
affection sinusienne; le sinus malade s'éclaire très bien et le
malade n'a qu'à se louer d'avoir eu la patience de suivre rigou-
reusement cette thérapeutique.

Tous les malades cités dans nos observations, atteints de
sinusite maxillaire chronique syphilitique, et qui avaient évité
l'opération propre à cette affection, durent leur guérison au

traitement hydrargyrique, aidé de l'influence heureuse de quelques lavages sinusiens.

Voici encore quelques cas à symptomatologie semblable, traités par le mercure et guéris par lui.

OBSERVATION XVII

Dr Maurice Bloch, de Paris.

Syphilis tertiaire localisée dans la région de l'antre du sinus maxillaire droit avec symptômes de sinusite maxillaire.

M. L. M..., 28 ans, vint me consulter le samedi 30 mai 1903. Je transcris à peu près mot à mot le récit qu'il me fit :

Le 22 mai, au soir, je fus pris presque subitement d'une céphalée très intense, avec maux de gorge; la température fut prise, 40°. Les fosses nasales étaient complètement obstruées; de plus, la racine du nez, l'angle interne de l'œil, la région latérale du nez, la joue droite étaient tuméfiés et douloureux à la pression. Le malade fut soigné comme s'il s'agissait d'une angine banale; les symptômes angineux s'amendèrent; cependant l'obstruction nasale et la tuméfaction douloureuse persistèrent.

Bref, le 26 mai, le malade, se sentant assez bien, voulut aller à son bureau; il s'y trouvait depuis quelques instants, lorsque, subitement, de son nez s'écoula bientôt un flot de matières purulentes, mélangées de sang. La céphalée reprit de plus belle et, toute la matinée, le malade moucha du muco-pus sanguinolent.

Lorsqu'il se présenta chez moi, il me dit souffrir encore un peu de la gorge; je m'apprêtais à examiner cette dernière, lorsque, voyant sa langue, j'y constatais des lésions syphilitiques (deux plaques rouges vernissées).

M... m'avoua, alors, avoir eu un chancre induré de la verge huit ans auparavant et avoir été soigné, mais imparfaitement.

Sur la paroi interne des joues se voient quelques éléments leucoplasiques (le malade est un grand fumeur); près de la commissure labiale droite se trouve une plaque leucoplasique douloureuse, profondément fissurée.

La muqueuse du pharynx est de coloration rouge sombre, parsemée d'érosions multiples ; sur la paroi postérieure, on voit descendre du cavum une épaisse traînée de sécrétions muco-purulentes, striées de sang.

Rien de particulier à la rhinoscopie postérieure.

La rhinoscopie antérieure est très douloureuse à droite. La muqueuse nasale est rouge cuivrée, boursoufflée.

L'extrémité antérieure du cornet moyen droit est recouverte de muco-pus.

Rien de particulier dans la fosse nasale gauche.

L'éclairage du sinus maxillaire fait voir une obscurité très nette du côté droit.

Dents en parfait état.

Ajoutons que le malade porte, à la fesse droite, une gomme syphilitique, de la taille d'une pièce de cinq francs en voie d'ulcération.

Je mets immédiatement le malade au traitement antisyphilitique ; injections de benzoate de mercure et iodure de potassium ; ce dernier ne fut pas toléré ; on en dut cesser l'emploi au bout du deuxième jour.

Après la quatrième injection, la face n'est pas tuméfiée ; la douleur à la pression a disparu ; l'écoulement nasal disparaît pendant la journée ; cependant le matin, au réveil, il se produit encore une débâcle nasale de mucco-pus et de sang. Après la sixième piqûre, l'éclairage du sinus droit est redevenu normal.

Le 20 juin, après vingt injections de biiodure, l'état du malade est absolument satisfaisant.

Le 20 juillet, la fosse nasale droite est de nouveau obstruée et les débâcles du matin ont recommencé. L'éclairage du sinus maxillaire droit est normal ; j'ordonne des pilules de sublimé et d'iodure de potassium concentré en gouttes, que le malade supporte bien.

Tout alla pour le mieux puisque je ne vis M. M... que le 10 janvier 1901.

Il me raconta que, depuis la veille, la céphalée avait recommencé ainsi que l'écoulement nasal, la rhinoscopie antérieure ne signale rien de particulier.

Sur la paroi postérieure du pharynx, on voit une tache blanchâtre, ovalaire, à rebords mal définis, que le docteur Sébileau, consulté, déclare être un amas de muco-pus.

Le 19 janvier, au matin, le malade souffre d'une céphalée très violente et, devant moi, il mouche des masses rouge-brunâtre dans lesquelles je ne trouve aucun séquestre. La rhinoscopie antérieure est presque impossible à droite. L'éclairage du sinus maxillaire montre une obscurité de la partie supérieure de ce sinus.

Je fais alors au malade une série de six piqûres au calomel et lui donne de l'iodure. Les résultats sont rapides. Après la troisième injection, le sinus maxillaire droit est redevenu clair.

Je devais revoir le malade le 1er mars : son état est absolument normal. Je le revois une dernière fois le 19 avril 1901; la guérison a persisté.

OBSERVATION XVIII

C. CHAUVEAU.

Femme, 32 ans. Syphilis il y a trois ans, mal soignée. Fin janvier, joue gauche un peu tuméfiée, légèrement rouge et douloureuse spontanément, ainsi qu'à la pression. Dacryocystite. Il s'écoule, en petite quantité, des matières jaunâtres et de mauvaise odeur, qui encombrent les fosses nasales, sans autre lésion apparente. Sinus maxillaire gauche sombre.

Traitement mixte pendant quatre semaines, avec des alternatives d'amélioration qui ne persistent pas.

Le 2 mars, à sa cinquième injection, la joue est quasi-normale. La malade ne mouche presque plus. Transparence à peu près revenue. Presque pas de pus.

OBSERVATION XIX

C. CHAUVEAU

Homme, 18 ans, mouche, depuis cinq mois, du pus des deux côtés en quantité moyenne. Pus aux deux méats moyens, sans autre particularité. A l'éclairage, le 3 janvier, les deux sinus maxillaires sont opaques, surtout le droit. Pas de mauvaises dents. Le lavage ramène du pus ordinaire, en petite quantité. Traitement mercuriel.

Le 10 janvier, sinus maxillaire droit très sombre; sinus gauche plus clair; le malade se sent très amélioré; au lavage, peu de pus. Le 17 janvier, sinus maxillaire droit plus clair; sinus gauche stationnaire. Subjectivement et par lavage *statu quo*. Le 25 janvier, sinus droit presque clair; pus très diminué au lavage et au moucher. Le 22 février, plus de pus : translumination, *statu quo*.

OBSERVATION XX

C. CHAUVEAU.

Homme, 50 ans, en août 1904, ressent une certaine obstruction nasale et mouche du pus à gauche.

Syphilis, il y a vingt-cinq ans, soignée régulièrement. Le 7 novembre à l'éclairage, sinus maxillaire gauche très opaque. Pus au méat moyen gauche. Rien d'anormal par ailleurs; pas de mauvaises dents. Au lavage, pus ordinaire en petite quantité. Traitement mercuriel suspendu peu après et repris le 11 décembre.

Le 21 décembre, sinus gauche très opaque; grande diminution de la suppuration. Le 4 janvier, amélioration subjective croissante; objectivement, presque nulle à la lumière. Très peu de pus au lavage. Le 13 janvier, état stationnaire. Le 25 janvier, le malade mouche normalement et le lavage ne ramène presque rien. L'opacité persiste. Le 10 février, *statu quo*. Le 17 février, opacité moins notable; il mouche normalement; le lavage ne ramène rien.

OBSERVATION XXI

VEILLARD.

Mme M..., 23 ans, vient nous consulter en juin 1905, parcequ'elle mouche abondamment du pus par le nez, du côté droit, depuis trois mois environ.

En février, elle souffrait, par intermittence, d'une carie de la première molaire supérieure droite. Elle fit enlever cette dent; quelque temps après, commença la suppuration nasale; le pus est jaune, assez abondant pour nécessiter l'usage journalier de trois à quatre mouchoirs, souvent d'odeur infecte. L'obstruction de la narine droite est redevenue, peu à peu, presque complète.

Rien dans les antécédents de Mme A...

L'examen externe montre un nez normal. A la pression, il y a de la douleur au niveau du sinus frontal droit, mais aucune douleur au niveau du maxillaire ni au niveau des os propres. La muqueuse nasale apparaît gonflée, recouverte de pus. Après nettoyage et cocaïnisation, on voit que le pus vient du méat moyen.

Éclairage : obscurité fronto-maxillaire droite des plus nettes. Ponction et lavage : l'eau de lavage ramène un pus mal lié, très odorant, contenant un grand nombre de grumeaux purulents. Quelques-uns de ces grumeaux sont recueillis, agités dans un tube pour obtenir leur dissociation; par le repos, dépôt d'une couche jaunâtre dans laquelle l'examen microscopique permet de voir des fibres conjonctives. Cette constatation nous fait faire le diagnostic de gomme; le traitement spécifique est appliqué (0,02 centigr., de bi-iodure et 4 gr. d'iodure de potassium); le résultat ne fut pas immédiat; il fallut quinze jours pour amener un changement. Mais je fus encouragé à persister par l'apparition dans le mouchoir de nombreux blocs caséeux.

Vers la fin de juillet, la narine était libre, la respiration nasale parfaite : la malade ne mouche plus que de loin en loin.

Au 15 août, elle est guérie; toute trace de suppuration a disparu. Je l'ai revue, plusieurs fois depuis, en excellent état. Ses sinus ont repris leur transparence; cependant l'éclairage est moins parfait à droite qu'à gauche.

OBSERVATION XXII

VEILLARD.

M. B..., gardien de bureau, âgé de 42 ans, vient nous consulter en mars 1905, au Dispensaire de la Cité; depuis quelques mois, il mouche du pus du côté droit ; il eut une grippe en décembre 1904 ; depuis cette époque, l'enchifrènement nasal n'a pas cessé. Pendant son service militaire, de multiples cautérisations au nitrate d'argent furent faites pour combattre les maux de gorge tenaces.

La palpation, au niveau du sinus maxillaire droit, n'est pas douloureuse.

A la rhinoscopie postérieure droite, nous apercevons un œdème dans la partie haute et profonde de la fosse nasale ; une nappe de pus jaune, paraissant bien lié et d'une seule tenue, occupe la fente du méat moyen ; l'exploration au stylet ne donne aucun renseignement. La cocaïnisation amène la rétraction habituelle de la muqueuse. La diaphanoscopie nous éclaire mal le sinus droit.

On ordonne au malade une pommade ; on lui fait une ponction diaméatique qui donne un liquide sale, purulent, à grumeaux distincts, d'odeur fade mais non fétide.

Le traitement bi ioduré est institué ; le malade mouche plus que jamais des grumeaux gris, d'odeur infecte, à consistance de mastic : cependant il respire mieux ; on lave le sinus ; l'eau de lavage ramène une masse caséeuse de la grosseur du petit doigt, longue de trois centimètres ainsi qu'une fausse membrane jaunâtre, peu résistante.

Le traitement spécifique a donné chez notre malade une amélioration très nette ; au bout de quelques jours, le pus qu'il rend est clair, filant, presque du mucus normal ; le méat moyen a repris sa largeur normale et est net.

OBSERVATION XXIII

TRIPLETTI.

Femme, âgée de 61 ans, ayant présenté quelques années auparavant des manifestations syphilitiques très nettes ; elle fut prise de douleurs de la région malaire gauche, les unes profondes, rappelant les douleurs ostéocopes, les autres se montrant par accès sous forme d'élancements, irradiés aux régions voisines. On notait, en même temps, une abolition de la sensibilité dans le domaine du nerf maxillaire supérieur. D'autre part, la malade se plaignait d'un écoulement fétide par la narine gauche, survenant d'une façon intermittente par le fait de se moucher ou d'incliner la tête en bas.

A l'examen rhinoscopique, simples lésions congestives de la muqueuse.

Quant à l'état des dents, plusieurs molaires sont absentes ou légèrement éraillées. On note une tuméfaction dure dans la région de la fosse canine, ainsi comblée.

On soupçonne la syphilis; on institue le traitement spécifique. Cet ensemble de symptômes se dissipa peu après, complètement, sous l'influence de cette absorption hydrargyrique.

Observation XXIV

Baratoux.

M. L...., 34 ans, syphilitique, mouche beaucoup de croûtes, a une odeur de pourri dans le nez. Il éprouve des douleurs sus-orbitaires et frontales assez vives. Pas de douleurs au niveau des os malaires et maxillaires. Pas de gonflement de la joue.

Destruction de la cloison et des cornets inférieurs.

Traitement bi-ioduré. Lavages des sinus par leurs orifices naturels. Guérison deux mois après.

Observation XXV

Baratoux.

M..., 37 ans, a eu la syphilis, il y a quinze ans. Elle vient trouver le docteur Baratoux le 25 août 1882. Depuis cinq ans, cette malade mouche des croûtes jaunâtres, fétides. Douleurs sus-orbitaires et frontales intermittentes. Pas de projection des joues.

L'examen rhinoscopique nous montre des lésions destructives. Les cornets sont détruits. De plus, la malade accuse de la douleur au niveau de la deuxième incisive supérieure droite. Cette dent est cassée et n'est plus représentée que par un mince chicot. Il en est de même de la deuxième incisive supérieure gauche; de plus, à droite, la deuxième grosse molaire manque totalement. Nous faisons une ouverture alvéolaire à ce dernier endroit, suivie d'une injection boriquée.

Il s'écoule du pus par l'orifice nasal du sinus, mais cet écoulement est assez difficile au premier lavage.

Après plusieurs lavages, faits successivement, cette malade est soumise au traitement antisyphilitique. Sérieusement améliorée au bout de trente jours de traitement, cette malade est obligée de s'absenter et n'est plus revue.

Un confrère, qui l'a examinée depuis, l'a trouvée complètement guérie de son affection sinusienne.

Mais, ainsi que nous l'avons étudié, les lésions trop avancées ne peuvent rétrocéder sous l'influence seule des traitements local et général : soit que celui-ci, mal supporté ou suivi d'une façon irrégulière, n'agisse pas, soit que les processus pathologiques n'aient aucune tendance à guérir pour des causes toutes spéciales (terrain de moindre résistance, âge et gravité de la syphilis, mauvais traitements antérieurs). Le mercure ne suffit pas; il peut aider à la guérison, si on lui associe l'intervention chirurgicale.

Ces sinusites, qui menacent de durer indéfiniment, sont une affection fort incommode, aussi bien par les symptômes qu'elle produit, que par les désordres qu'elle peut engendrer. Il faut donc en délivrer le malade.

Multiples furent les méthodes opératoires employées pour la guérison des sinusites maxillaires chroniques. Desault, Scheech, Lichtwitz, par la voie buccale, ont réussi à guérir ces sinusites bénignes de cause ordinaire (grippale, dentaire), que quelques lavages antiseptiques auraient pu guérir; mais quels échecs n'ont-ils pas subis devant des sinusites chroniques plus complexes (syphilitique, kyste paradentaire suppuré, etc.).

Plusieurs méthodes aujourd'hui sont en présence. Celles qui agissent par voie externe, à travers la fosse canine (Caldwell-

Luc) ou à travers la branche montante du maxillaire supérieur (Denker), celles qui opèrent par l'intérieur du nez, voie transméatique, soit celle du meat moyen (Siebenmann), soit celle du meat inférieur (Claoué, Rethi, Escat, Mahu, Vacher).

Le premier procédé, décrit par Caldwell, en novembre 1893, dans le *Medical Journal,* fut de nouveau détaillé et perfectionné par Luc à la Société française de laryngologie en mai 1898. A peu près en même temps, Spicer, dans le *British med. journ.* du 23 juin 1894; Hill, dans le *British medical Association British* de 1894; Dundas Grent, dans le *Laryngologie Soc. of London,* 1893, parlèrent de ce procédé, mais estimaient qu'il fallait laisser la plaie gingivale ouverte pendant un temps plus ou moins long, méthode utilisée autrefois par Desault, ce qui, évidemment, rendait le procédé défectueux et absolument incomplet.

Le procédé de Caldwell-Luc, appelé à juste titre opération de la « cure radicale » des antrites chroniques, consiste à ouvrir la fosse canine par une incision horizontale, dans le sillon gingivo labial, le plus haut possible : la brèche osseuse faite au maillet ou à la gouge, doit être assez grande pour rejoindre, en bas, le plancher du sinus et, en dedans, confiner à sa paroi interne. *On curette ensuite la cavité sinusienne de la façon la plus complète possible,* puis, par la fosse canine, on fait tomber, à l'aide de la gouge, la partie antérieure du méat inférieur après ablation préalable ou directe du tiers antérieur du cornet inférieur; on place dans la cavité, par l'orifice méatique créé, une mèche de gaze iodoformée dont le bout initial aura été constitué par un nœud; on en bourre la cavité; la plaie gingivale est suturée; on prescrit une diète sévère pendant vingt quatre à quarante-huit heures; on enlève la gaze le troisième ou le quatrième jour.

Denker, après avoir incisé la muqueuse gingivale de la canine à l'incisive, entre dans le sinus après avoir sectionné la branche montante du maxillaire supérieur. Il fait une brèche dans la paroi antérieure de l'antre, brèche qui s'étend moins en dehors que celle du procédé de Caldwell Luc. Denker procède à un curettage très complet qui donne des résultats excellents.

La méthode est parfaite, mais on éprouve quelque difficulté à sectionner cette branche montante, toujours très dure.

Siebenmann, en 1899, fit part, au Congrès de Heidelberg, de son procédé ingénieux : Après anesthésie à la cocaïne, il introduit, avec force et en lui imprimant des mouvements de rotation, le petit doigt dans la région du cornet moyen et enlève, avec une pince, la partie antérieure du cornet moyen. Il défonce ensuite, avec le bout du petit doigt, la paroi du méat moyen, au-dessous de la bulle ethmoïdale, et, toujours sans se servir d'aucun instrument, il prolonge l'ouverture en arrière et en avant, dans toute la longueur de la paroi nasale du sinus maxillaire; il en résulte, ainsi, une ouverture d'une hauteur de 2 centimètres et demi et d'une largeur de 3 centimètres. On place dans le sinus des bandelettes d'iodoforme que l'on retire au bout de quatre jours. Pas de curettage. Simple lavage de la cavité.

Le procédé de Claoué consiste, après avoir réséqué les deux tiers antérieurs du cornet inférieur, à faire communiquer la fosse nasale avec le sinus malade, par une brèche, faite à la fraise, dans la partie antérieure du méat inférieur. On curette légèrement la cavité; on la lave et surtout *on établit son drainage*. Le curettage est donc incomplet.

Tels sont indiqués, dans leurs grandes lignes, ces procédés, aujourd'hui seuls employés.

Nous n'aurons aucune peine à comprendre que, étant données les lésions anatomo-pathologiques de la sinusite maxillaire chronique syphilitique, le procédé de Siebenmann, modifié par Claoué n'est nullement celui qu'il faut choisir pour traiter ces sinusites.

Et de fait, un sinus maxillaire, chroniquement enflammé par la syphilis, peut être rempli de fongosités, être atteint de dégénérescence kystique, avoir des parois endommagées par des processus d'ostéite. Le traitement rationnel de ces désordres, afin qu'ils ne récidivent plus, est de les supprimer; l'on n'arrivera à ce résultat que par le curettage minutieux de l'antre, non par son drainage seul. Celui-ci n'a, en effet, pour but que de laisser libre la circulation des produits sinusiens purulents, que la conformation anatomique de l'antre ne permet pas de produire. Mais, drainer une cavité suppurante n'est pas la débarrasser des causes qui engendrent cette suppuration : les fongosités qui baignent dans le pus, les ulcérations de la muqueuse et les points d'ostéite produits par l'action du virus syphilitique sont, ne l'oublions pas, la seule cause de l'écoulement purulent, de cette tension intra-sinusienne qui provoque les douleurs; il faudra donc s'attacher non seulement à supprimer le foyer de ces phénomènes, mais aussi à en empêcher la récidive; ce résultat est donné par le curettage.

Dans le cas, par conséquent, de sinusite maxillaire chronique syphilitique, il faudra débarrasser, avec la curette, toutes les productions pathologiques que l'on trouve dans la cavité highmorienne, c'est dire que l'on enlèvera toute la muqueuse avec ses fongosités ou que l'on fera disparaître les points osseux cariés. La régénération de la muqueuse, dans la suite, ne se produira plus. Il se formera, dans la cavité antrale, du tissu cicatriciel, formé de faisceaux de tissu conjonctif dense, se présentant sous forme de masses bourgeonnantes; ce tissu, à la longue, et avec l'aide du traitement spécifique, comblera le sinus qui, désormais, sera un organe mort, séparé en quelque sorte de l'organisme au double point de vue physiologique et pathologique.

Tel est le résultat de cette opération de Caldwell-Luc, appelée, à juste titre, cure radicale, rapporté par M. le professeur Moure en août 1913 au Congrès international de médecine et de chirurgie de Londres.

Ce procédé a toujours donné à M. le professeur Moure les plus grands succès; c'est le seul que l'on emploie à la clinique d'oto-rhino-laryngologie de la Faculté.

Mais pour que les suites opératoires soient excellentes, il ne faut pas oublier de faire suivre aux malades le traitement anti-syphilitique; il aide à la guérison complète.

M. Brindel nous rapportait le cas d'une malade qu'il avait opérée, dernièrement, d'antrite chronique; les sinus présentaient des lésions nettement spécifiques (os rouges, saignants,

fongosités); après l'opération de Caldwell-Luc, le traitement
hydragyrique fut institué, qui amena au bout du quatrième
jour l'expulsion de croûtes très fétides et de pus de très mauvaise odeur; l'opération, avec le secours précieux du mercure,
avait amené la guérison complète de la malade en un mois.

Institué avant l'opération, il rend de signalés services au
cours de l'intervention : il diminue l'abondance des hémorragies
osseuses, appui utile pour inspecter facilement la cavité et par-
faire au curettage complet de la cavité; il favorise également
mieux l'élimination de séquestres.

Voici quelques observations de malades atteints de sinusites
maxillaires chroniques qui, avec l'aide du traitement spécifique
institué avant et après l'intervention, ont tous guéri par le
Caldwell Luc, sauf celui de l'observation XIII dont le sinus
avait été ouvert et curetté par son point le plus déclive.

OBSERVATION XXVI

ARDENNE.

Mme X..., ménagère, 37 ans, entre, le 27 novembre 1903, dans le
service de M. le Dr Moure, à l'Hôpital du Tondu, avec le diagnostic
de pansinusite, pour y subir la cure radicale de son affection.

Les antécédents héréditaires sont sans importance. La mère est
morte d'une maladie de cœur. Son père, ses frères sont bien por-
tants. Rien d'intéressant à noter dans ses antécédents personnels, si
ce n'est qu'elle a toujours eu une mauvaise dentition. Elle a trois
enfants qui jouissent d'une bonne santé. Cette femme était déjà soignée, régulièrement, à la Clinique de la Faculté, depuis un mois et
demi.

Le mal a débuté il y a environ deux mois.

La patiente eut, d'abord, de violentes douleurs de tête; elle ressen-
tait, dit-elle, « comme un poids dans le crâne ».

Puis elle se mit à cracher, à tousser et à moucher beaucoup. Elle
consulta alors son médecin, le docteur Lafarelle, qui constata l'existence d'une bronchite et en institua le traitement. Au bout de quel-

ques jours, la toux disparaît, l'expectoration s'atténue, mais la malade continue à moucher beaucoup, surtout le matin. Le docteur Lafarelle, soupçonnant à juste titre l'existence d'une infection sinusienne, envoie la femme X... à la Clinique du docteur Moure le 6 octobre 1903. On constate, dans les fosses nasales, l'existence de polypes muqueux assez volumineux, baignés dans du pus laiteux. Il existe de la tuméfaction et de la douleur de la région sourcilière gauche. Par la diaphanoscopie, on se rend compte que les divers sinus s'éclairent mal, surtout à droite. On prescrit l'ablation des mauvaises dents et des racines. .

Le 9 octobre, on enlève les polypes. Toute douleur cesse à partir de ce moment pendant un mois.

Le 13, ponction du sinus maxillaire droit, qui donne issue à du pus abondant et fétide.

Dix jours après, on enlève encore des, polypes. Nouvelle ponction du sinus droit ; pus fétide en grande quantité.

Le 26, nouvelle ponction du même sinus : résultat identique.

Le 9 novembre, ponction des deux sinus maxillaires ; des deux côtés s'écoule du pus abondant et de très mauvaise odeur. A gauche, il existe de la dégénérescence polypoïde de la muqueuse au niveau du cornet moyen et il y a du pus dans l'infundibulum. Les deux ethmoïdes sont curettés ; ils contiennent du pus et des fongosités, surtout le gauche.

Le 10, une injection est poussée dans les deux sinus maxillaires et fournit encore du pus de même nature. En outre, la malade subit, à cette époque, une poussée plus forte ; elle se plaint de céphalées violentes ; la région sourcillière gauche est redevenue douloureuse, surtout à la pression ; enfin, on constate la présence de pus dans le sinus frontal gauche.

Le 12, la malade revient, la céphalée persiste ; elle mouche toujours beaucoup de pus ; on lui fait une cornectomie inférieure double, premier temps de la cure radicale des sinus maxillaires.

Le 26, la céphalée a diminué, mais les sinus sont toujours remplis de pus, surtout le maxillaire gauche ; une injection poussée dans ce dernier, ressort mal.

Les ponctions n'ayant amené aucun résultat favorable, l'interven-

tion chirurgicale est décidée. La femme X... entre à l'hôpital. L'opération a lieu le 30 novembre. On commence par le sinus maxillaire
gauche. Rien de particulier pour les divers temps de l'opération,
mais la plaie saigne abondamment. La muqueuse de l'antre est con-
gestionnée ; l'hémorragie est telle que l'on est obligé de tamponner à
la gaze iodoformée et de remettre le curettage du sinus droit à une
date ultérieure.

La suppression de la gaze demande plusieurs jours ; la malade
continue à moucher du pus à gauche, et on se rend compte, ce à
quoi on s'attendait d'ailleurs, que le pus vient du sinus frontal.

Le 21 décembre, on procède à une seconde intervention intéressant le sinus maxillaire droit et le frontal gauche. La première de
ces cavités est assez fongueuse et saigne abondamment, moins cependant que la gauche. L'os est rouge, la muqueuse se décortique difficilement.

Le sinus frontal gauche a une paroi externe très mince ; les fongosités, dont elle est remplie, font hernie à travers la brèche osseuse,
ce qui explique la tuméfaction de la région sourcilière ; on trouve du
pus crémeux en assez grande quantité. La cavité est vaste, empiétant
largement au delà de la ligne médiane. Élargissement à la curette
du canal naso-frontal. Suture immédiate de la peau du sourcil.

Les suites immédiates de l'opération sont bonnes, mais on est
frappé de ce fait qu'il se forme journellement, dans le nez, de grosses
croûtes épaisses, grises, rappelant celles d'un coryza atrophique très
prononcé, mais non fétides et qui moulent, dans toute leur étendue,
les fosses nasales. De plus, la malade fait, à plusieurs reprises, des
poussées d'œdème de la face, que l'on ne sait à quoi attribuer ;
l'analyse des urines ne décèle rien d'anormal. En un mot, la guérison ne suit pas sa marche régulière et l'on se demande pourquoi,
lorsqu'on constate sur la cloison nasale l'existence d'une petite ulcération superficielle, serpigineuse, ne s'accompagnant d'aucune lésion
inflammatoire dans le territoire voisin. Le pourtour de cette érosion
n'est pas induré ; on ne trouve aucune tuméfaction sur la cloison, ni
aucune lésion des os propres.

On attribue tout d'abord cette ulcération à un traumatisme opératoire ; mais, au bout de quatre ou cinq jours, la lésion persistant et

ayant plutôt tendance à s'accroître, on se demande si on n'est pas en présence d'une manifestation syphilitique et l'on institue le traitement mixte spécifique. La malade prend deux cuillerées à bouche par jour de la solution prescrite.

Dès lors un changement très appréciable s'opère dans la marche de la convalescence. La sécrétion et les croûtes diminuent rapidement pour disparaître tout à coup, dans un espace très court. L'ulcération du septum guérit très vite et l'état général, jusque là très précaire, s'améliore dans des conditions très notables. La malade reprend son appétit, se met à engraisser et, le 12 février, la guérison est complète; le sourcil a repoussé : il ne reste aucune trace de l'opération.

OBSERVATION XXVII

CORYZA.

Le 2 mai 1904, jour où nous l'examinons pour la première fois, M. X... se plaint d'une obstruction nasale bilatérale qui date du mois d'avril 1903, avec écoulement de pus, expulsion de croûtes et cacosmie.

La rhinorrhée a toujours été peu abondante; surtout manifeste pendant l'hiver dernier, elle a disparu à peu près complètement au printemps. Depuis cette époque, le malade renâcle ses sécrétions nasales; il rejette, par le nez, des grumeaux purulents grisâtres et des croûtes d'odeur fétide. La racine du nez est élargie; la région du maxillaire supérieur droit est quelque peu tuméfiée et il semble que l'os sous-jacent soit hyperostosé; la pression à ce niveau, sans déterminer de douleur vraie, montre que le maxillaire est sensible. Enfin M. X... souffre, par crise, de névralgies orbitaires. Pas de carie dentaire.

Mais, depuis deux ou trois mois, les incisives et la canine supérieures droites, absolument intactes, se sont ébranlées. Tout récemment du pus en assez grande quantité s'est écoulé entre la gencive et le collet de l'incisive latérale. Cette pyorrhée n'a été que passagère.

La rhinoscopie antérieure montre à droite et à gauche un volumineux cornet inférieur; la muqueuse est rouge vif, rénitente, saignant assez facilement et ne se rétractant pas au contact de la cocaïne; traînée de pus à hauteur du méat moyen à droite.

A la diaphanoscopie, le sinus ne s'éclaire pas; rien de spécial à gauche.

Rien à la ponction du sinus gauche. A droite, en explorant le méat inférieur au stylet, nous tombons dans un trajet fistuleux qui s'ouvre à deux centimètres environ de l'orifice normal et conduit dans l'antre. La ponction entraîne une quantité de grumeaux caséeux, grisâtres, horriblement fétides. Le sinus maxillaire droit est donc atteint d'infection, en rapport avec l'hypertrophie généralisée de la pituitaire avec ses caractères spéciaux d'infiltration syphilitique tertiaire, le malade nous avouant avoir eu, il y a trois ans, un chancre induré.

Le 13 mai, M. X..., à qui nous avions prescrit un traitement spécifique intensif, vient nous apporter, rendu par la fosse nasale droite, un séquestre ovalaire à contours assez régulièrement arrondis, de couleur grisâtre très mince. Il représente une partie du squelette du maxillaire inférieur, si bien que le sinus communique, à présent, de façon large, avec la fosse nasale. Un stylet, introduit dans le sinus, fait reconnaître en divers points l'existence d'os dénudés et de petits séquestres. La cacosmie s'est nettement accentuée.

Le 21 mai, nous pratiquons l'opération de Caldwell-Luc; épaisseur considérable de la paroi antérieure, assez dure à entamer, saignant abondamment; fongosités en petit nombre; débris osseux, venant surtout du plancher et grumeaux caséeux fétides.

Dès le lendemain de l'opération, la cacosmie a beaucoup diminué; bientôt les lavages, exécutés par voie nasale, ne ramènent plus qu'une quantité insignifiante de pus.

Mais, quinze jours après l'intervention, la cicatrice gingivale se désunit au niveau de son extrémité antérieure; le malade ne prenait pas le mercure; il le reprend à cause de cette complication; les jours suivants, l'orifice gingival prend les dimensions d'une pièce de 50 centimes; deux fragments osseux sont éliminés; nous faisons extraire les dents et retirons trois séquestres; le plancher du sinus est, en partie, détruit à ce niveau. En août, l'orifice gingival était fermé; la muqueuse nasale, encore hypertrophiée, s'était considéra-blement affaissée. Le malade n'avait plus de rhinorrhée, plus d'ozène.

OBSERVATION XXVIII

ROLAND.

Femme, âgée de 30 ans, présentant, depuis très longtemps, des symptômes d'infection chronique des sinus maxillaire et frontal gauches : suppuration grasse, fétide, survenant principalement le matin, au réveil.

Elle fut opérée, successivement, par le procédé de Caldwell-Luc et de Killian. Le résultat fut insuffisant pour tarir la suppuration et calmer les symptômes douloureux. Soupçonnant alors la syphilis, l'auteur donna à suivre un traitement spécifique; il l'opéra à nouveau quelque temps après; le traitement antisyphilitique fut continué après l'opération ; la guérison fut complète en un mois. La déforma-tion frontale était peu appréciable malgré ces deux opérations.

OBSERVATION XXIX

JAMBON.

Maurice F., 31 ans, syphilitique; sinusite maxillaire depuis trois mois.

Ponction alvéolaire au niveau de la première grosse molaire, il y a un mois; trajet fistuleux jamais fermé. Pus caséeux, fétide; empâ-tement diffus sur tout le maxillaire. Le traitement spécifique amène une diminution de l'empâtement. L'os n'est pas douloureux, mais il persiste un pus fétide et caséeux.

Cure radicale le 27 mars 1905.

Sinus grand, fongueux, renfermant un séquestre lamelliforme; os rouge, ne se nettoyant pas bien. Ostéite diffuse des parois du sinus. Le traitement spécifique est continué.

Le 2 mai, le malade est guéri.

OBSERVATION XXX

JAMBON.

Jeanne C..., 58 ans. Sinusite double maxillaire ancienne, ponctionnée à différentes reprises inutilement.

Opération le 28 mars 1901. A l'ouverture du sinus droit, pus très fétide, abondant; sinus fongueux; point d'ostéite nécrosante sur la paroi ptérygo-maxillaire. Saigne abondamment. Cornectomie au moment de l'opération. Tamponnement. On remet à plus tard l'intervention à gauche et, en attendant, la malade suivra un traitement spécifique.

18 avril : Opération du sinus maxillaire gauche. Saigne moins que le précédent. Pus très fétide; fongosités. Grand recessus malaire. Tamponnement.

Guérie le 6 mai.

OBSERVATION XXXI

Thèse de JAMBON.

M. A..., 53 ans, empyème fétide des deux sinus maxillaires; pus laiteux.

Empyème probable des sinus frontaux; lavé, pendant plusieurs années, dans une clinique, en ville; soigné depuis un mois et demi, à la Clinique de Saint-André, par ponctions successives et lavages.

Ancien syphilitique, mis au traitement spécifique. N'a plus de dents à la mâchoire supérieure.

On procède, le 28 décembre 1901, à une cure radicale double des sinus maxillaires. Intérieur des sinus rougeâtre. Recessus malaire profond de part et d'autre. Fongosités pas trop volumineuses, existant surtout autour de l'infundibulum. Grande communication au niveau des orifices naturels.

Jours suivants : le malade va bien; il continue cependant à avoir du pus dans le nez, à droite. Lavage du sinus frontal, donne du pus laiteux.

Opéré le 11 janvier des sinus frontaux. Cloison externe séparant le sinus en petite cavité interne et sinus supplémentaire très grand. Ce sinus frontal supplémentaire est rempli de pus fétide et de fongosités et situé vers la queue du sourcil, ne communiquant pas avec la cavité ordinaire. Rainure large et profonde à la partie antérieure du sinus, formant un grand diverticulum en arrière de la cavité orbitaire, sur toute la largeur du sinus. Deuxième cloison verticale, séparant en deux cette arrière-cavité. Ablation des deux cloisons, curettage. Réunion par première intention. Guérison.

OBSERVATION XXXII (inédite)

Mme Marie N..., 53 ans, cultivatrice, vient consulter, à la Clinique de la Faculté, M. le professeur Moure, le 9 janvier 1912; elle se plaint de moucher un pus verdâtre, épais; depuis quelque temps aussi, elle est en proie à de tenaces céphalées qui la gênent fort.

A l'examen, on constate du pus dans le méat moyen droit; la muqueuse de ce méat est infiltrée. Le sinus droit s'éclaire mal.

Les dents de la malade sont en très mauvais état.

Une ponction est faite à droite; elle ramène un pus épais, non fétide. On prescrit une pommade cocaïno-mentholée et des fumigations aromatiques.

La malade vient se faire ponctionner cinq fois en janvier; les lavages du sinus donnent issue à un pus épais, peu abondant, mais fétide à la dernière ponction. La malade a fait arracher deux dents de la mâchoire supérieure droite.

Quatre ponctions en février; pus possédant les mêmes caractères.

Le 3 mars, on fait une nouvelle ponction; pus épais, fétide. On prescrit une solution bi-iodurée. On prie la malade de venir se faire ponctionner deux fois par semaine.

Le 23 mars, amélioration légère; mais les ponctions bi-hebdomadaires donnent encore un pus fétide.

Le 15 avril, opération à l'Hôpital du Tondu par le procédé de Caldwell-Luc. Les parois osseuses, saignant beaucoup, sont atteintes profondément. Ostéite de la paroi postérieure du sinus.

Ces lésions semblent devoir être rapportées à la syphilis. On donne de nouveau du mercure.

Le 30 avril, la malade souffre encore de la tête.

Le 5 mai, la malade est complètement guérie.

M. X..., de Paris, opéré le 25 novembre 1912 de sinusite maxillaire chronique double. Son passé pathologique est le suivant :

En 1906, après une influenza, le malade a rendu des croûtes, sans odeur spéciale, par le nez. Il eut ensuite une congestion pulmonaire qui dura une bonne partie de l'hiver; il commença alors à moucher beaucoup de pus.

Au printemps 1907, otite moyenne gauche : myringotomie qui laissa une perforation avec otorrhée intermittente. En juin, mastoïdite, opérée par le docteur Mermod, qui se fistulisa.

En octobre 1907, nouvelle poussée de mastoïdite que soigna le docteur Sibilien ; la fistule fut persistante ainsi que l'otorrhée.

En mai 1908, comme il mouche beaucoup de pus et éprouve des maux de tête tenaces, il est opéré par le docteur Sebileau de son sinus gauche.

En juillet 1912, il consulte M. le professeur Moure qui diagnostique une sinusite maxillaire chronique double.

Le 25 novembre, opération de Caldwell-Luc à gauche. Fosse canine très profonde, avec maxillaire supérieur modifié par suite de l'avulsion des dents à partir de la canine.

Ouverture : Sinus très grand avec vaste recessus palatin qui se prolonge en bas et en dehors. Le sinus saigne facilement en nappe. Fongosités abondantes. La tuméfaction, apparue quelques jours après l'opération, disparut au bout de sept jours.

Le malade est soumis au traitement spécifique.

Aucune amélioration à droite : le sinus droit est opéré le 20 février 1913.

Le sinus est plus petit qu'à gauche, rempli de kystes suppurants :

fongosités abondantes. Hémorragie en nappe, moins abondante qu'à l'opération du sinus gauche.

Douleurs violentes pendant trois jours.

Ce traitement spécifique est toujours continué. Le malade a ainsi guéri de sa sinusite maxillaire chronique qui était bien d'origine spécifique.

Jusqu'ici les critiques, formulées contre la méthode de Cald-well-Luc, muettes sur le résultat opératoire, ont porté, si nous osons ainsi nous exprimer, sur les à-côtés de l'intervention.

Elles ont prétendu que l'opération était difficile, très laborieuse! Le Claoué n'est-il pas tout aussi laborieux que le Caldwell-Luc? D'ailleurs, la difficulté serait elle plus grande, le chirurgien, conscient de son devoir, ne recule pas devant cet écueil. Nous pensons qu'il est plus délicat, après avoir sectionné le cornet inférieur, de faire une brèche dans le méat inférieur (dont la vue est cachée par une nappe sanguine) à travers l'orifice narinal peu large.

Il n'est plus aujourd'hui question de l'anesthésie par le chloroforme pour faire un Caldwell-Luc : une bonne anesthésie à la cocaïne dans les points gingival, sous-orbitaire, palatin antérieur, dans la muqueuse du méat inférieur, rend insensible l'opération.

On a aussi avancé que la position couchée effrayait le patient : si le malade veut guérir, il lui importera peu d'être assis ou couché pendant l'opération.

La plaie gingivale peut s'infecter, a-t on dit : elle s'infectait jadis par le procédé de Desault qui laissait la brèche canine ouverte pendant fort longtemps. Le Caldwell-Luc donne une plaie suturée, située très haut, difficilement en contact avec les liquides; de plus, la diète de quarante huit heures prescrite conjure tout danger d'infection, la cicatrisation s'effectuant très vite.

Plus sérieuses sont les critiques contre l'opération de Claoué.

Presque toujours, après l'ouverture du méat inférieur, se produit une hémorragie abondante dans les sinusites syphilitiques.

M. Brindel nous narrait le cas d'un malade, atteint de sinusite maxillaire chronique double, opéré par lui, récemment, par le procédé de Caldwell-Luc : l'effondrement de la partie antérieure du méat inférieur avait donné lieu à une hémorragie très abondante : l'artère, prise entre les mors d'une pince de Péan, forcipressée, donnait toujours un écoulement sanguin très gênant. Il fallut tamponner la cavité et opérer l'autre sinus : cette dernière terminée, le premier sinus fut débarrassé de la gaze qui le tamponnait : l'hémorragie avait cessé.

Ces faits ne sont pas exceptionnels et plusieurs fois nous l'avons constaté au cours des opérations que nous avons vu pratiquer à l'hôpital du Tondu par M. le Professeur Moure.

Opérer dans ces cas par la voie diaméatique, c'est exposer l'opérateur et l'opéré à de véritables ennuis, sinon à des dangers.

D'autre part, qu'il y ait ou non hémorragie, il est impossible de voir et d'explorer la cavité malade, par cet orifice méatique, disposé obliquement par rapport à l'opérateur.

De plus, cette voie ne permet pas un curettage complet de la cavité : Mahu et Vacher le pratiquent de leur mieux, le premier se servant de sa curette rigide en U pour les recessus antérieurs et postérieurs; mais peuvent ils ainsi atteindre les fongosités des parois interne et supérieure, si nombreuses sur ces points !

Le drainage est excellent dans les cas d'empyème du sinus maxillaire, même dans les cas d'antrite bénigne : mais, dans les sinusites nettement chroniques, il doit être rejeté.

M. le professeur Moure a rapporté le cas d'une malade, opérée par lui par la voie endonasale : elle continue à suppurer; un jour, la malade eut une hémorragie cérébrale qui l'emporta : l'autopsie permit de constater l'existence de fongosités abondantes, que n'avait ainsi pas guéries le drainage simple de la cavité.

Cette courte étude du traitement nous permettra d'affirmer que toute sinusite maxillaire chronique, qui n'est pas améliorée par le traitement spécifique, est justiciable de l'opération. Nous choisirons le procédé de la cure radicale de Caldwell Luc, plus simple que celui de Denker qui, cependant, vise aux mêmes fins. Il donne, dans tous les cas d'antrite chronique de cause ordinaire ou spécifique, les meilleurs résultats (99 p. 100 de guérison).

CONCLUSION

De cette étude de la sinusite maxillaire chronique syphilitique, nous pouvons conclure que :

1° Beaucoup de sinusites maxillaires chroniques, qui ne guérissent pas par les lavages diamétriques, sont de nature syphilitique. Cette étiologie nous est dévoilée grâce à la réaction de Wassermann qu'on ne doit pas oublier de faire toutes les fois qu'on est en présence d'antrites rebelles.

2° Ces sinusites, peu connues, sont cependant fréquentes. Trois modes peuvent les produire : le mode de voisinage, de rétention, le mode direct. Elles apparaissent surtout à la période tertiaire.

3° Au point de vue anatomo pathologique, elles sont caractérisées par les formes infiltrée, gommeuse, ostéitique ou nécrosante.

4° Les principaux symptômes en sont : la douleur, assez forte, à localisation sus orbito frontale; l'écoulement d'un pus peu abondant, très fétide, contenant parfois des mèches de tissu conjonctif, dans certains cas des blocs caséeux; obscurcissement du sinus à l'éclairage endo-nasal. Coexistence de lésions spécifiques. Wassermann positif.

5° Peuvent être confondus avec elle :

a) La sinusite maxillaire chronique ordinaire; mais alors les douleurs sont moins violentes, le pus moins fétide, plus séreux.

b) La sinusite caséeuse, qui guérit au bout de six à sept lavages.

c) La tuberculose du sinus, à phénomènes atteignant gravement l'état général, dans le pus duquel on rencontre des bacilles de Koch.

d) Les corps étrangers des fosses nasales, qui, une fois extraits, ne donnent lieu à aucun symptôme.

e) La sinusite cancéreuse, à évolution plus rapide et plus bruyante.

6° Le traitement sera :

a) Médical : Il consiste en ponctions suivies de lavages du sinus et administration de solutions bi-iodurées.

b) Chirurgical : L'opération de Caldwell-Luc, qui donne 99 p. 100 de succès, réalise toutes les conditions parfaites pour une guérison prompte et sûre, associée à une thérapeutique spécifique avant et après l'opération.

BIBLIOGRAPHIE

ALAGNA. — Anatomie pathologique des affections des cavités annexes. *Arch. ital. de laryngol.*, 1907.

ARDENNE. — Sinusite ethmoïdo-fronto-maxillaire. *Rev. hebd. de laryng*, déc. 1901.

ANTHELME COMBE. — Communication faite à la Société française d'otologie. Congrès de 1893.

AUGIERAS. — Sinusite syphilitique. *Rev. hebd. de laryng.*, juin 1901.

BAGINSKY. – Suppurations chroniques. *Berlin. Klin. Wochens.*, 6-7-8 (1896).

BARATOUX. — Histoire de la cure radicale des sinusites maxillaires. *Rev. hebd. de laryng.*, 1898.

BERNOUD. — Syphilis du nez. Thèse de Lyon, 1898.

BLOCH (Maurice). — Syphilis du sinus maxillaire. *Bull. et mém. de la Soc. belge d'otol. et de rhinol.*, 1905.

BÖHM. — Fonte gommeuse du maxillaire supérieur. *Rev. hebd. de laryng.*, 1907.

BOURG (Mlle). — Cancer du sinus maxillaire. *Bull. de laryngol.*, 1907.

BRADENKYLE. — Processus pathologiques associés ou consécutifs aux infections des sinus. *Annal of otologie*, 1906.

BROMER. — Sinusites maxillaires. *British med. Journ.*, fév. 1897.

BROQUET. — Cure radicale des sinusites maxillaires chroniques. Thèse de Bordeaux, 1898.

BURKLIN. — Sinusite maxillaire chronique. *Arch. f. laryng.*, Band XXVII.

BARKLY BARY. — Symptômes and treatment of chronic suppuration of the maxillary antrum. *The Bristol med. chir. Journal*, 1897.

CASTEX. — Traité des maladies du larynx, du nez et des oreilles.

CHAUVEAU. — Déterminations syphilitiques des sinus frontaux et maxillaires. *Arch. internat. d'otologie et de laryngologie,* 1905.

CLAOUÉ. — Traitement des sinusites maxillaires chroniques. *Gaz. hebd. des Sciences méd. de Bordeaux,* avril 1903.

CORNEL. — Syphilis tertiaire du sinus maxillaire. *Bull. de laryng. et de rhinol.,* 1905.

COURAYE. — Traitement des sinusites. Thèse de 1900.

DE PONTHIÈRE. — Considérations sur le procédé de Caldwell-Luc. *Ann. des mal. de l'oreille,* n° 9, 1901.

DENKER. — Radikaloperation des kieferhöhlenempyems. *Archiv für laryngologie,* Band 17, Heft 2.

DUPONT. — Sinusite maxillaire chronique. Thèse de Bordeaux, 1898.

DUPOND. — Sinusites maxillaires chroniques. *Rev. hebd. de laryngol.,* 1901.

ESCAT. — Traitement opératoire des sinusites. *Rev. hebd. de laryng.,* 1901.

FLATAU. — Altération de l'état général par une sinusite maxillaire syphilitique. *Rev. hebd. de laryng.,* 1906.

FOURNIER. — Étude sur la syphilis.

FRENDENTHEL. — Sur l'opération de Caldwell-Luc et de Denker, 13-20 déc. 1904. *Klinik therap. Wochens.*

GILBERT. — Syphilis tertiaire du sinus. Thèse de Paris, 1898.

GAVELLO. — Opération de la sinusite maxillaire chronique. *Archiv Ital. d'otologia,* 1903.

JAMBON. — Sinusites syphilitiques. Thèse de Bordeaux, 1905.

HALOT. — Traitement des sinusites au XVIIIe siècle.

HERBERT-TILLEY. — *Rev. de laryng.,* déc 1902. Un cas de destruction avancée du nez associé à une suppuration du sinus maxillaire droit.

LOGAN (James). — La syphilis du nez et des cavités accessoires. Soc. américaine de laryng., rhinol., otol., XIe Congrès annuel. Boston, 5-7 juin 1905.

LINKENFELD. — Suppuration du sinus maxillaire.

LUBET BARBON et FURET. — Diagnostic de la syphilis gommeuse avec la sinusite maxillaire. *Presse médicale,* juillet 1900.

LEWIS. — Traitement des sinusites maxillaires chroniques. Soc. méd,
    inter. de Berlin.

LÉVY. — Traitement des sinusites maxillaires. *Gaz. des hôpitaux*,
    mars 1909.

LAUBI. — Traitement des sinusites maxillaires chroniques. *Corres-
    pondänz Blatt*, n° 12, 1897.

LUC. — Traitement des sinusites maxillaires chroniques. *Ann. des
    maladies de l'oreille*, 1898.

LIAMBEY. — Traitement. Thèse de Paris, 1900.

LUC. — Traitement des sinusites maxillaires chroniques. *Revue hebd.
    du larynx*, 1910.

LENHOF. — Élimination d'un séquestre du sinus maxillaire. *Revue
    hebd. de laryng.*, 1901.

MOURE. — *Revue hebd. de laryngologie*, etc., 1891 à 1912.

— Traitement des sinusites maxillaires chroniques. *Le larynx*,
    janvier-février 1910.

MALHERBE. — Sinusite maxillaire chronique. *Bull. méd.*, 1901-02-03.

MENNOD. — Réflexions au sujet de la cure radicale. *Ann. des mala-
    dies de l'oreille*, janvier 1907.

MARTIN. — Empyème du sinus maxillaire. Thèse de Bordeaux, 1899.

MYLES. — Avantages du Caldwell-Luc. *The Laryngoscope*, juin 1907.

MONNIER. — Syphilis tertiaire à marche progressivement destructive
    malgré tous les traitements. *Journ. de méd. de Paris*, 1903,
    XVII.

MAURIAC. — Syphilose pharyngo-nasale.

MAAU. — Opération des antrites chroniques. *Presse méd.*, décembre
    1911.

NEUFELD. — Tuberkulose, Syphilis und Kieferhöhleneiterung. *Archiv.
    für Laryng.*, Band 17.

MOURET. — Résection du cornet inférieur dans la cure radicale. *Bull.
    méd.*, 1907.

OTT. — Syphilis certaine du sinus, à forme aiguë. *Rev. méd. de Nor-
    mandie*, 1900.

PARAGE. — Sinusite maxillaire caséeuse. Thèse Bordeaux, 1907.

RICHET. — Ostéopériostite syphilitique du sinus maxillaire. *Gaz. des
    Hôp.*, 1879.

Roland. — Un cas de syphilis de l'antre. Société belge d'otologie, de laryngologie. Séance du 28 juin 1908 à l'Hôpital Saint-Jean.

Rethi. — Cure radicale. *Wiener med. Wochens.*, mars 1903.

Sænger. — Beitrag. z. Path. und ther. der naseneiterungen. 1877-1878.

Störk. — Handb. allg. spec. chir. Band 3, Abtheil I.

Scheech. — Diagnostic. Traitement. X⁰ Congrès international médical Berlin, 1890.

Schuster. — Diagnostic et traitement des sinusites maxillaires chroniques. *Deutsche med. Wochenschrift*, 1893.

Siebenmann. — Behandlung der kronischen Eiterungen der Highmorshöle dursch Resection der oberen Hælfte pars supraturbinalis ihrer nasalenwand. Congrès de Heidelberg, 3 avril 1899.

Sonnensheim (Wilhem). — Ozæna und Syphilis. *Arch. für Laryng.*, 1909.

Texier. — Diagnostic de l'antrite caséeuse et de l'antrite syphilitique. *Rev. hebd. laryng.*, mars 1907.

Trifiletti. — Pathologie, étiologie des sinusites maxillaires chroniques. *Arch. ital. laryng.*, 1909.

Toursky. — Un cas de syphilis de l'antre. *Ann. mal. or.*, 1912.

Tilley. — Sinusites chroniques et opération. *The Lancet*, 28 octobre 1911.

Veillard. — Diagnostic de la sinusite gommeuse tiré de l'examen histologique du pus. *Rev. heb. laryng.*, 1903.

Vaquier. — Trépanation large du sinus. Thèse Toulouse, 1903.

Wertheim. — Beitræge zur Pathologie und klinik der Erkrankungen der Nasenhœhlen.

Zuckerkandl. — Anatomie normale et pathologique des fosses nasales et de leurs annexes pneumatiques, traduit de la 2ᵉ édition allemande par Lichtwitz et Garnault.

34.455 — Bordeaux, imprimerie Y. Cadoret, 17, rue Poquelin-Molière

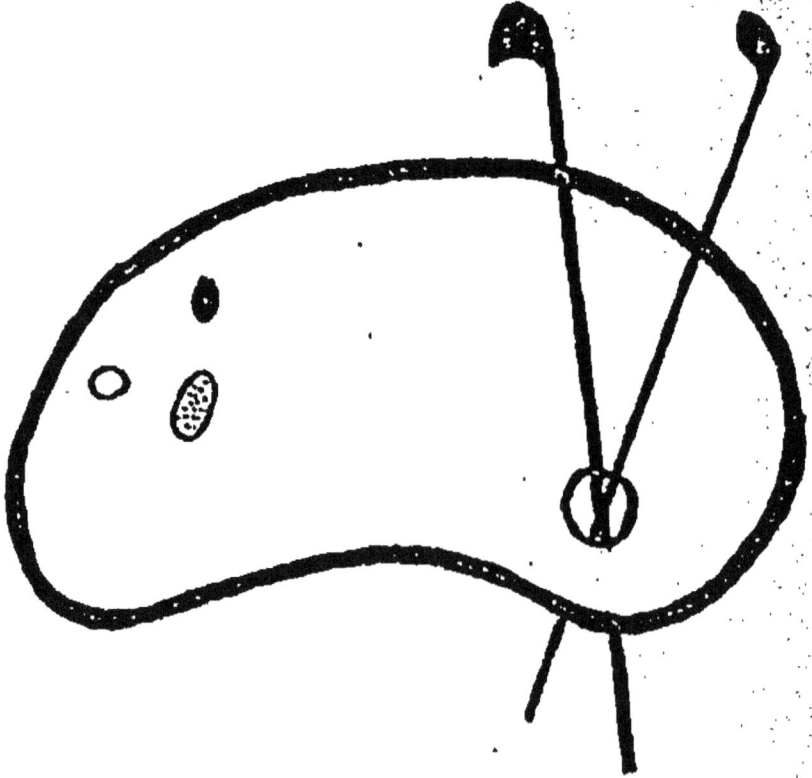

ORIGINAL EN COULEUR
NF Z 43-120-8

www.ingramcontent.com/pod-product-compliance
Lightning Source LLC
Chambersburg PA
CBHW060624200326
41521CB00007B/879